건강의 재발견

벗겨봐

김용범 지음

모아북스
MOABOOKS

건강의 재발견

벗겨봐

긴용범 지음

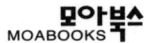
모아북스
MOABOOKS

꼬리에 꼬리를 물며 펼쳐지는
유쾌한 지식 반전, '벗겨봐' 시리즈!

상식의 고수도 말해주지 않는 반전을 읽다!

우리는 삶에서 필요한 모든 지식과 지혜를 배우며 살아간다. 하지만 그 지식을 얼마나 잘 써먹는가는 별개의 문제다. 여러분은 어떤가? 학교와 사회에서 배운 지식들을 실생활에서 응용하고 있는가?

'벗겨봐 시리즈'는 우리가 평범하게 알고 있던 보편적 상식 속에 숨겨진 꼭 필요한 지식을 골라 취하는 여정이자 상식의 고수로 거듭나기 위한 것이다.

상식의 진짜 알맹이를 만난다!

10년 전에 통했던 대부분의 지식은 오늘날에는 그대로 적용되지 않는다. 그럼에도 바로 '아는 것이 힘'이라는 명제만은 지금도 여전히 유효하다. 우리 주변에는 우리도 잘 모르는 지식들이 많다. 또한 그 지식들이 바로 내 삶과 연결되어 있을 수 있다.

이처럼 지식의 세계는 끝이 없고, 인간은 무한대로 발전한다. 많이 알수록 즐거운 지식 세계에서 이제 지식의 업데이트는 삶의 질을 높이는 데 필수불가결한 요소이다. 이제 다양한 주제로 새로운 지식 세계를 펼쳐 보이는 '벗겨봐' 시리즈로 상식의 불필요한 껍질을 벗고 알맹이 지식을 만나기 위해 집필 되었다.

재미있고 활용도 높은 '벗겨봐' 시리즈!

삶이 빡빡하다고 생각하는 당신에게 '벗겨봐 시리즈'는 우리 삶과 가장 가까운 편견 없는 주제들을 통해 새로운 지식의 문을 열어준다.

또한 자기 성장을 위한 지식은 그저 알고만 있으면 소용없다. '아는 것이 힘이다'는 이제 '실천하는 것이 힘이다'로 바뀌어야 한다. 실천만이 결과를 불러오며, 알고 있음에도 실천하지 못하면 '아는 것이 병, 모르는 게 약'이라는 말이 되어버린다. 이에 '벗겨봐' 시리즈는 새로이 배운 지식을 아는 것에 그치지 않고 실천할 수 있도록 돕는 데 최선을 다하고자 한다.

지금까지 틀에 박힌 상식으로 세상을 대했다면, 벗겨봐 시리즈는 편견을 벗어날 수 있는 새로운 기회를 제공한다. 어딜 가도 고리타분한 사람이라는 말을 듣지 않는 사람, 주변 사람에게 즐거움과 지식을 나눠주는 사람을 꿈꾸는가? 그렇다면 벗겨봐 시리즈가 여러분의 곁에서 홀륭한 조언자가 될 것이다.

우리가 아는 건강 상식은 모두 잊어라!

운동을 해서 땀을 흘리면 건강해진다는 것은 누구나 아는 사
실이다. 또한 스트레스는 건강에 나쁘다고 알려져 있다. 인간
의 뇌는 극히 일부만 쓰인다는 통설도 있다. 눈이 나빠지는 이
유는 어두운 곳에서 책을 읽어서라고 입을 모아 말한다. 과연
이 상식들이 모두 100% 맞을까?

답부터 말하자면 100%는 아니다. 적절한 운동은 좋지만, 지
나친 운동은 활성산소를 발생시켜 노화를 촉진한다. 스트레스
는 과도하면 신체에 좋지 않은 영향을 미치지만, 적절한 스트
레스는 몸의 활력을 북돋아 준다. 또한 스트레스로 발병한다
고 알려진 질병들 중에 많은 수가 스트레스와 연관이 없다는
사실이 밝혀졌다.

또한 미국 인디애나대학의 연구팀의 연구 결과에 의하면, 인

간의 뇌가 극히 일부만 쓰인다는 통설, 어두운 곳에서 책을 읽으면 눈이 나빠진다는 통설은 아예 의학적 근거가 없는 것이라고 발표했다.

제대로 알아야 건강하게 100세까지 살 수 있다

어릴 때부터 우리는 다양한 의학 지식들을 토대로 '이렇게 하면 건강하고, 이렇게 하면 나쁘다' 라고 배워왔다.

앞서 짚어본 몇 가지도 건강에 관심이 있는 이들이라면 누구나 믿고 따르는 일반적 건강 상식들이다. 하지만 이중에 의사나 약사조차 딱히 증명하기 어려운 상식들도 적지 않다면 어떨까?

게다가 의학적으로 증명되었다 해도 개개인이 알고 있는 수위와 내용이 조금씩 다르고 서로 다른 환경에서 받아들여야 하는 만큼, 이를 일종의 '믿음' 으로 받아들이는 것은 위험하다.

오래 전에는 완벽하다고 증명되었던 의학 상식들이 세월이 흘러 번복되는 경우도 있다. 때문에 많은 의학자들조차도 "의학 역시 세월에 따라 변하는 것" 이라고 정의한다. 이때 중요한 문제는 우리 눈앞에 맞닥뜨린 상황이다.

현대사회는 사회적으로 막대한 의료비를 쏟아 붓고도 암과 당뇨병, 고혈압, 그 외의 원인과 치료법이 밝혀지지 않은 다양한 희귀병들에 시달리고 있다. 환경오염과 식생활이 문제라는 고질적인 외적 요인들로 인한 환자도 증가하는 추세다. 이런 상황에서 우리가 할 수 있는 일은 무엇일까?

이제 질병이 발생하면 증상을 치료하는 대증요법 위주의 의학이 아닌, 건강과 질병에 대한 올바른 정보를 통해 질병 발생률을 낮추는 예방의학을 고민해봐야 할 시점이다.

개인이 올바른 건강 상식을 알고 실천하고, 의학계도 예방의학에 초점을 맞춰 국민 건강 상태를 계몽함으로써, 사회 전체가 그 구성원의 건강을 돌보는 시스템을 구축해야 하는 것이다

올바른 건강 상식을 유연하게 받아들여야 한다

그렇다면 우리는 얼마나 정확한 의학과 건강 상식으로 우리 몸을 보호하고 있는가? 과연 어떤 의학과 건강 상식에 기대어 현대사회라는 복잡한 질병의 세계를 뚫고 나가야 할까?

이 책은 바로 이 같은 질문에서 시작되었다.

인터넷의 발달로 건강 상식까지도 인터넷 상에서 손쉽게 만날 수 있는 시대다. 좋은 정보를 공유한다는 점에서 이는 긍정적인 일이다.

하지만 그 상식들이 그저 속설에 지나지 않는 내용들로 과대 포장한 것이라면 문제는 달라진다. 그것이 특정 이익집단의

상술이거나 잘못 알려진 정보일 가능성도 배제할 수 없는 것이다.

또한 건강 상식도 어디까지나 시대에 따라 달라지는 만큼, 20년 전의 것이 지금까지 토씨 하나 바뀌지 않고 유효하기는 어렵다. 각종 오염과 유해 물질이 나날이 증가하고 있는 현대 사회는 다양하게 변화하는 외적 요인들이 우리 건강에 끊임없이 영향을 미칠 수밖에 없기 때문이다.

이 책은 우리가 흔히 알고 있는 건강 상식의 오류와 오해들을 적절하게 지적하는 동시에 확증된 건강 상식들을 현 시점에 알맞게 지켜갈 수 있는 해법을 제시하고자 한다. 또한 이를 언제 어디서나 활용이 가능하도록 쉽게 재편하고자 노력했다. 전 편은 우리 일상과 가장 밀접한 9개의 주제로 진행되며, 각각의 주제 내에서도 중시 여겨야 할 부분들만을 골라 상세한 해설을 곁들였다.

특히 필자는 이 책을 통해 건강관리에서 기본 중의 기본인 섭식과 관련해 한 가지 사실을 꼭 전하고자 한다. 하루에 탄수화물, 지방, 단백질은 몇 g씩, 비타민과 미네랄은 몇 mg씩 섭취하라는 수치적 기준은 학문적으로는 옳으나 일상에서는 실천하기가 매우 어렵다. 때문에 이 책에서 필자는 다년간의 대중 강의 경험과 실천, 역발상을 통해 일반인들에게 균형 잡힌 영양 섭취와 실천을 용이하게 하는 생활 중심의 섭취 기준을 제시하려 한다.

재차 강조하지만 올바른 의학과 건강 상식은 '단순한 상식'
이 아니라 '우리를 질병으로부터 보호하는 중요한 방패'가 된
다. 부디 많은 분들이 건강하고 행복한 삶을 영위하는 데 이 책
이 조금이나마 도움이 되었으면 하는 바람이다.

김 용 범

약과 영양제, 건강을 지켜줄 수 있을까? 3

우리 몸을 병들게 하는 영양 불균형, 누구 탓인가? 4

다시 배워야 할 건강을 위한 식생활 백서 5

만병의 근원 비만 때문이라고? 6

당신이 알고 있는 살빼기는 틀렸다 7

8장 100세 건강을 위해 디톡스를 알아야 한다 8

건강하려면 음식궁합도, 알아야 한다 9

1장

건강상식이
내 몸을
망친다고?

병원 검사가 질병을 예방하는 데 도움이 된다고 믿는가?

최근 한 의사로부터 이런 이야기를 들은 적이 있다. 요즘 사람들은 가슴에 통증이 느껴지면 덜컥 심근경색이라고 생각한다는 것이다. 가슴 통증으로 병원을 찾아오는 사람들 중에 많은 수가 이렇게 묻는다고 한다.

"혹시… 제가 심근경색이나 심장질환은 아닐까요?"

어떤 이들은 동네 병원 진찰은 못미덥다며 기어코 대학병원을 찾아가 값비싼 진료를 받으려 한다. 치료가 바쁜 다급한 상황인데도 특진을 기다리고 온갖 검사들을 참을성 있게 묵묵히 진행하는 것을 보면 놀라울 정도라고 한다.

문제는 이중에 정말로 심근경색 같은 중한 질병을 앓고 있는 이들이 많지 않다는 점이다. 물론 가슴 통증은 심근경색의 징후일 수 있다. 하지만 스트레스를 받아 걱정거리가 많거나 갑자기 추워지거나 신체적으로 무리함으로써 주변 근육이 뭉칠 경우에 한 한 것이다.

　아무튼 심근경색이 아니라는 진단만 들어도 환자는 다행이라고 생각해 수십 만 원, 많게는 수백 만 원의 검사비를 지불하고 약 봉지를 타서 집으로 돌아간다. 물론 나중에 이 환자를 기억하는 의사는 없을 것이다. 이런 사람들이 하루에도 몇 십 명씩 방문하기 때문이다.

　이 사실에 대해 그 의사는 이렇게 말했다.

　"물론 검사에서 질병이 발견된다면 그것은 검사 덕이지요. 하지만 그것도 축복은 아닙니다. 이미 발생한 질병을 발견한 것에 불과하니 치료는 고스란히 환자의 몫입니다. 반면 증상이 발견되지 않았다고 해도 안심할 건 아닙니다. 가슴 통증은 원인을 제대로 제거하지 않으면 언젠가는 또 다시 발병합니다. 아무리 값비싼 검사를 받아도 그것으로 질병이 예방되는 건 아니라는 의미예요. 일단은 원인을 찾고 생활습관을 교정해야 합니다. 저라면 차라리 병원에서 검진 받는 데 돈 쓰고 안심하느니, 검사에 쓸 돈을 좋은 먹거리로 바꾸고 운동하는 데 쓰겠습니다."

　이 의사의 몇 마디는 현대 병원 시스템의 문제를 잘 시사하고 있다. 지금껏 우리는 아프다면 무조건 병원으로 달려가는 건강관리에 익숙했다. 평소에는 나 몰라라 하다가 막상 아프면 값비싼 검진을 받고 안심하며 "나는 그래도 건강하구나" 식의 가짜 건강을 얻어온다.

그렇다면 이런 현대의 건강관리 시스템에서 가장 큰 이득을 얻는 쪽은 누구일까?

이 질문의 답은 굳이 말할 필요도 없을 것이다. 환자가 원하기만 한다면 얼마든지 비싼 검진을 권해도 괜찮은 요즘 분위기에서, 그로 인해 돈을 버는 것은 병원 측이라는 건 누구나 안다. 즉 우리는 질병 사회에서 나타난 건강염려증이라는 새로운 복병으로 인해, 진짜 건강은 외면한 채 병원의 지갑만 두둑하게 불리고 있는 셈이다. 그렇다면 이 다음을 통해 정확하게 알아봅시다.

아하! 그렇구나 모르고 있던 진실 01

불편한 병원 광고의 진실

아침 출퇴근길에 버스 측면을 보면 다양한 광고판들이 부착되어 있다. 병원도 예외는 아니다. 척추수술전문병원, 임플란트전문병원, 양악수술전문병원 등 수많은 병원 광고들이 넘쳐난다. 인터넷 검색어 광고도 눈에 띈다. 대표적으로 성형, 라식, 비만 같은 대중적인 문구들은 클릭 당 단가가 어마어마하다. 병원들이 광고에 적게는 수 천 만원에서 수 억 원까지 사용한다는 것은 거짓말이 아니다.

그렇다면 이 비용은 어디에서 나오는 것일까? 근본적으로 환자들의 주머니이다. 광고를 많이 하는 병원일수록 진료비가 비싼 것도 그런 이유에서이다. 하지만 이처럼 광고를 많이 하는 유명 병원이라고 질 높은 진료를 받을 것이라고 믿는 것은 착각이다. 광고에서는 인정받은 명의를 내세우지만 그 병원을 찾는 누구나 그 명의에게 진료를 받는 것은 아니기 때문이다.

또 하나, 미디어 간접 광고에도 주의를 기울여야 한다. 신문의 기사를 가장한 광고성 기사들과 교양 프로그램의 협찬 광고 등이 그렇다. 이 경우는 일정한 돈을 지불하고 병원에서 작성한 것을 건강 기사처럼 흘려보내거나, 프로그램 도중에 프로그램의 일부인 것처럼 특정 시술과 병원을 홍보해 준다. 따라서 미디어에 등장하는 병원의 의사들, 건강 기사의 내용들을 100% 신뢰하는 것은 잘못된 기사로 인해 낭패를 보는 경우를 발생시킬 수 있다.

옷 하나, 구두 하나 살 때는 합리적으로 계산하던 사람들도 막상 아플 때 병원을 고를 때는 중구난방하기 십상이다. 때로는 유명 브랜드를 보고 가방 사듯이 병원도 브랜드를 따라간다. 이제 병원도 하나의 이익집단임을 명심하고, 환자 스스로가 꼼꼼히 챙기는 '소비자'로 변신해야 할 때이다.

건강기사가 오히려 건강염려증을 불러일으킨다면?

예로부터 우리는 의사 말이라면 믿고 따랐다. 무조건 믿고 따라야 병을 고칠 수 있다고 믿었기 때문이다.

그런데 '의사의 말'은 얼마나 신빙성이 있으며, 나아가 이를 기사화하는 건강기사는 얼마나 믿을만 할까?

그렇다면 인터넷 포털 사이트의 건강 관련 섹션을 본 이들이라면 아마 다음과 같은 식의 제목에 익숙할 것이다.

"40대 가슴통증… 심근경색의 위험 높아."
"20대 돌연사 급증… 스트레스와 비만이 원인"
"가벼운 위염… 방치하면 위암을 부른다."

자, 어떤가? 당장 병원으로 달려가야 할 것 같은 기분일 것이다. 이 위급한 정보들을 알려주는 인터넷이 너무 고마울 것이다. 그럼에도 우리는 이 건강기사들이 어떤 과정을 거쳐 만들어지는지에 대해서는 의심해보지 않는다.

단적으로 말해 이 건강기사들은 100% 정확한 것이 아니다. 이 기사들에는 한 가지 구조적인 문제가 도사리고 있는데, 기본적으로 의료계 전문가들의 취재를 통해 이루어지게 되고,

가장 우선적으로 만나는 사람들이 의사들이라는 점이다.

그렇다면 의사들의 일은 무엇이러고 생각하는가? 병을 고치는 것이다. 그러다 보니 인터뷰에서 얘기하는 내용들은 독자의 기준치와는 달리 심각한 '질병'과 '증상'에만 집중되어 있는 것이다.

인터넷으로 건강 정보를 얻는 이들은 대부분 20~30대들이다. 이들은 아직 이렇다 할 질병을 가진 경우가 적고, 웰빙에 관심이 많으며, 질병을 어떻게 치료하는가 보다는 앞으로 어떻게 해야 더 건강하게 살 수 있는지를 알고 싶어 한다. 더 건강해지려면 어떤 생활수칙들을 잘 지켜야 하는지에 대한 조언을 원하는 것이다.

반면 의사들은 일단 질병이 발생한 상태의 환자들과 대면하는 전문 직업인들이다. 이들은 작은 증상들에서 큰 병을 발견한 경험이 많고 이를 집중적으로 고민하다 보니 작은 적신호에도 바짝 긴장할 수밖에 없다. 비단 앞에서 예로 든 심근경색뿐만 아니라, 작은 이상에서 암이나 위험한 질환을 발견한 경험이 많다면 더욱 그럴 것이다.

나아가 이런 점에 주목하다 보니, 정작 우리가 원하는 예방 정보 면에서는 "식사는 규칙적으로 하라", "적절한 운동을 하라" 식의 상식적인 이야기 밖에 해줄 수가 없다.

또 한 가지, 건강 관련 기사도 연예 관련 기사나 정치 경제 관련 기사와 마찬가지로 '이목을 끄는 것'이 중요하다는 점도

짚고 넘어가야 한다. 그래야 지면에 더 많은 광고를 실을 수 있고, 자극적인 제목과 기사일수록 더 높은 구독률을 얻게 된다.

한 예로 가슴통증이 심근경색의 징후일 수 있다는 가능성을 제시하는 것이 목적이라면 "심근경색의 징후 중에 하나는 가슴 통증" 정도로 기사를 끝내도 무방할 것이다. 이 정도라면 대부분의 사람들도 보편적인 지식을 얻고 넘어갈 수 있다.

하지만 여기서 "심근경색의 위급한 적신호, 가슴통증에 주목!" 정도로 제목을 내세우면 상황이 달라진다. 현대인은 누구나 건강에 대한 염려가 머릿속에 내재되어 있다. 그럴 때 이 제목을 보고 가슴통증을 떠올리면 어떻게 될까? 고작 한두 번 겪어본 것이 전부였음에도 행여나 그것이 심근경색의 전조는 아닐까 하는 걱정을 하지 않을 수 없다.

이제 건강기사가 과연 어디까지가 진실이고 거짓인지는 우리가 판단해야 할 몫이다. 자극적인 제목에 이끌리지 않고 중요한 사실만을 취사선택하되, 이를 병원 진료의 근거가 아닌 생활 개선의 길로 활용할 줄 아는 안목과 지혜도 필요하다.

아하! 그렇구나

전문의와 상담하면 된다

흔히 건강기사에 등장하는 상투적인 문구가 있다. 바로 "전문의와 상담하라"는 말이다. 이는 어찌 보면 옳은 말이기도 하니 비난할 필요는 없다. 또한 의사로서는 당연히 할 수밖에 없는 말이기도 하다. 문제는 해석에서 발생될 수 있다.

첫째, 이를 무작정 병원을 찾아가라는 의미로 받아들이는 것은 어리석은 일이다. 이는 "건강에 위험이 생겼다는 신호일 수 있으니 생활을 개선하라"는 말이라고 봐야 한다. 현대인들은 기본적으로 '병원 맹신자'가 될 가능성이 높다. 미디어에서 추종하는 '눈부신 의학 발전'이 내 건강과 질병에도 눈부신 효과를 내리라 기대한다. 그러다 보니, 많은 환자들이 질병이 드러나서 병원에 가게 되기까지의 과정에는 소홀하다. 자신의 질병이 어디서 기인한지도 모른 채 병원 치료에만 모든 것을 맡겨버리는 셈이다.

둘째, 이 같은 맥락에서 '전문의와 상담하라'는 조언은 '질병의 가능성을 인식하는 행위'를 의미한다. 늘 건강을 조심하고 일상 생활에 신경을 쓰는 것이야말로 적게는 수 백, 많게는 수 천 만원의 병원비를 아끼고 건강을 유지하는 대응이 된다는 의미이다. 이제 미디어의 조언을 곧이곧대로 받아들이지 않고, 이를 현명하게 해석하는 지혜가 필요하다.

몸이 망가져도 병원에만 가면 고칠 수 있다?

우리 부모님들은 지금 세대에 비해 척박한 삶을 살아오셨다. 밤낮 없이 자식들 키우고 생계를 꾸리느라 자기 몸은 돌볼 틈이 없었다. 그러다가 노년기가 되면 다양한 질병들을 앓게 되니 "살 만하면 재산 들어먹고 죽는다"는 말도 등장했다. 어느 정도 경제적 안정을 이룬 순간 평소 건강을 돌보지 않다가 덜컥 큰 병에 걸려 재산을 병원비로 다 써버린다는 뜻이다. 상황이 이렇게 된 데는 여러 요인이 있지만, 가장 안타까운 것은 많은 어르신들이 "정 아프면 병원 가서 고치면 되지"라고 생각한다는 것이다.

혹자는 건강이란 매달 조금씩 붓는 정기 적금과 같다고 말하고 싶다. 매일매일 저축한다는 생각으로 건강을 돌봐야 한다는 말이다. 그런데 병이 나면 병원에서 고치면 된다는 생각은 적금으로 치면 평소에는 통장에 한 푼도 넣지 않다가 부자가 되면 한꺼번에 돈을 입금하겠다는 것과 같다. 사실상 이런 경우는 투기와 다를 바 없지 않은가?

부모 세대뿐만 아니라 젊은 세대들 중에도 이런 생각을 가진 이들이 적지 않다. 평소 무리해도 병원에서 치료만 잘 하면 위급한 상황을 막을 수 있다고 생각하는 것이다. 하지만 현실은 그렇지 않다. 우리 자신에게 질문해보자. 주변에서 병원에 입원해서 큰 병을 완전히 고친 사람이 몇이나 되는가?

물론 영화나 드라마에서는 위중한 병에 걸려도 병원 문에만 들어서면 병실에 누워 안정하는 장면들이 많이 나온다. 게다가 큰 병이 발견되면 "왜 이렇게 늦게 오셨습니까? 이제는 손쓸 방도가 없습니다."라는 대사도 부지기수로 나온다. 병원에만 오면 살 수 있었는데 왜 오지 않았냐는 말이다.

하지만 2007년 응급실 사망자 가운데 3분의 1은 예방이 가능한 사망이었다는 것을 아는가?

뿐만 아니다. 우리는 질병으로 병원에 입원한 환자들 중에 평균 몇 퍼센트가 사망하고 몇 퍼센트가 불구가 되는지에 대해서는 아는 바가 없다. 이런 통계들은 구하기도 어려울뿐더러 병원 측에서도, 환자 측에서도 알고 싶어 하지 않는다.

현대의학의 한계를 보여주는 대표적인 질병 암은 또 어떤가? 최근 국립암센터의 연구에 의하면 우리나라 암 환자의 절반가량이 사망 전 6개월과 3개월 전에 혹독한 항암 치료를 받았다. 1개월 전까지 항암 치료를 받은 사람도 무려 30%이다. 이는 일본과 미국 등에 비해 약 2배를 상회하는 수치이다.

하지만 말기 암 환자의 경우, 현대의학의 치료 방법으로는 완치에 의한 생명 연장은 거의 불가능한 것이 사실이다.

이 연구를 진행한 연구진 또한 환자들이 무리한 암 치료로 고통스러운 죽음을 맞이하는 것보다는 통증을 덜어주는 한도

내에서 환자들이 자신의 삶을 정리하고 편안한 죽음을 준비할
수 있도록 호스피스 치료를 해주는 게 현실적이라고 밝힌 바
있다.

　이 모든 통계들은 한 가지 중요한 사실을 시사한다. 병원 문
안에만 들어서면 병을 치료할 수 있으리라는 맹신과 다름없는
기대가 오히려 건강을 방치하는 잠재적 원인이 되고 있으며,
따라서 '병원에만 가면 병이 나을 수 있다'는 믿음이 얼마나
위험한지를 말이다.

아하! 그렇구나　모르고 있던 진실 03

무서운 병원 바이러스, 슈퍼박테리아

병을 고치러 간 병원에서 세균에 감염되어 사망하는 환자 수가
늘고 있다. 슈퍼박테리아라고 불리는 항생제 내성균의 공격 때
문이다.

슈퍼박테리아는 일반 항생제로는 치료가 불가능한 변종으로
서 우리나라에서도 매해 수천 건이 병원에서의 슈퍼박테리아
감염으로 발생한다. 특히 중환자의 경우 슈퍼박테리아에 감염
되어 세균이 피를 타고 돌다가 장기를 공격해 사망에 이르는
패혈증 가능성이 높다.

세계적으로 슈퍼박테리아에 대한 경각심이 높아지고 있지만, 아직 우리나라의 경우 일부 병원을 제외하면 슈퍼박테리아의 심각성을 인식하고 개선하려는 노력이 미진한 상태이다. 앞으로 점차 개선책이 나오겠지만 병원에 입원을 결정했다면 이 같은 위험성 역시 충분히 인식하는 일이 필요하다.

대형 병원에 동네 병원보다 명의가 많다?

많은 이들이 심각한 질환에 걸리면 질 높은 치료를 위해 대형 병원을 찾는다. 대형 병원의 경우 동네 병원에 비해 성능이 뛰어난 치료 장비가 갖춰져 있고, 무엇보다도 잘 알려진 명의가 많다고 생각해서다. 이 때문에 환자들은 동네 병원에서는 치료비의 30%만 부담하면 된다는 장점을 뒤로 하고, 많게는 치료비의 50% 이상, 특진비와 선택 진료비까지 부담하면서 대형 병원으로 몰려든다.

물론 어느 정도는 신빙성 있는 말이다. 동네 병원들도 자신들의 검사나 치료 인프라와 장비가 환자의 질병의 심각성에 비해 부족하다고 생각될 경우 대형 병원에 소견서를 써주는 경우가 많다.

하지만 심각한 질환을 안고 대형 병원을 찾아간다고 만사가 해결되는 것은 아니다. 대형 병원에 입원해본 경험이 있는 사람이라면, 퇴원을 종용하는 병원 측과 입원 기간을 연장하려는 환자를 보호하는 이들 간의 싸움을 종종 목격한 적이 있을 것이다. 병원으로서는 환자가 있으면 매일 병원비를 받을 수 있어 이득일 텐데, 왜 이런 사태가 벌어지는 것일까? 그 비밀은 바로 병상 회전율에 있다.

일반적으로 사람들은 병상이 꽉 차면 병원도 최고의 이익을 얻을 것이라 생각한다. 실제로 대형 병원은 사시사철 초만원이다. 너무 많은 환자들이 밀려드니 검진 회전율이 빨라 진료 시간도 3분, 길게는 5분을 넘기지 않는다. 그렇다면 병원은 이미 막대한 이익을 거둬들이는 게 아닐까?

물론 그렇다. 그러나 일반 회사와 다름없이 이익 집단의 면모가 강해진 병원은 최대한 많은 수익을 얻기 위해 또 다른 것을 바란다. 대형 병원에서 검진을 받아본 이들은 잘 알겠지만, 증상이나 병을 안고 대형 병원을 찾아오는 환자들은 입원하기 전 수십 혹은 수백 만 원의 검사비를 지불한다. 그러다가 질병이 발견되면 또 다시 엄청난 수술비를 지불한다. 이 정도 되면 병원도 큰 이익을 얻으니 만족할 것이며, 이후에는 환자의 병을 치료하기 위해 최선을 다할 것이라고 생각한다.

하지만 현실은 그렇지 않다. 수술이 끝난 뒤의 회복기가 되면 이미 큰 처치들을 마무리한 뒤이기 때문에, 환자도 입원 초기에 비하면 큰돈이 들어갈 일이 없다. 이는 병원으로서는 수입이 감소한다는 것을 의미한다. 즉 새로운 환자를 받아 검사와 수술을 진행하는 편이 훨씬 이득이다. '병상 회전율'을 최고로 높일수록, 묵은 환자를 내보내고 새 환자를 받을수록 더 많은 검진비와 수술비를 취할 수 있기 때문이다.

상황이 이러할진대 병을 안고 대형 병원에 가서 병을 고치겠다는 환자의 노력은 막대한 손해를 감수해야 하는 불공평한 상황이 될 수밖에 없다. 그렇다면 과연 동네 병원은 대형 병원에 비해 부족한가?

앞서 지적했듯이 동네 병원의 경우 질병 치료 인력과 장비 면에서 대형 병원과는 비교할 수 없을지 모른다. 그러나 건강의 초점을 질병 치료가 아닌 질병 예방에 둔다면 이야기는 달라진다. 동네 병원은 가장 가까이에서 적은 진료비로 자신의 상태를 점검해볼 수 있는 훌륭한 인프라이기 때문이다.

치과와 이비인후과, 내과도 좋고, 한의원도 좋다. 병이 나면 대형 병원에 가겠다고 결심하기 전에 내 건강 상태는 어떤지, 내 주변에는 어떤 동네 병원이 있고 그중에 어디가 믿을 만한지를 살펴보는 게 훨씬 이득이라는 점을 잊지 말아야 한다.

동네 병원이니 질병을 치료할 수 없다는 불신보다는 돈 안되는 환자는 대우해주지 않는 대형 병원까지 가게 될 일을 만들지 않도록, 합리적이고 정기적인 검진을 받을 동네 병원을 이용하는 편이 훨씬 이롭다는 이야기다.

아하! 그렇구나 모르고 있던 진실 04

의료보험 무료 건강검진은
별 쓸모가 없다?

예방의학이 중요한 시대이다. 그중에서도 건강검진은 질병을 조기에 발견해 중증질환으로의 발전을 막기 위한 훌륭한 예방책이다. 그러나 기본검진료 60만원에서 프리미엄 검진료 350만 원까지 하는 비싼 비용이 망설여진다.

건강검진에 대한 잘못된 편견 중에 하나는 값이 비싸야 좋다는 것이다. 그러나 전문가들은 무작정 값비싼 검진보다는 충분한 예진을 통해 발생 위험이 높은 질병군을 파악해 그에 대한 검사를 시행하는 것이 중요하다고 말한다. 그러나 대부분의 병원은 예진 과정이 취약해 정작 필요한 검사는 제외되고 불필요한 검사에 큰돈을 쓰도록 만든다는 것이다.

의료보험공단에서 2년에 한 번 제공하는 무료건강검진은 비싼 비용에 검진을 망설이는 이들에게 큰 도움이 된다. 당뇨는 조기 발견이 어렵고 대장내시경을 실시하지 않는 등 몇 가지 부실한 점이 있지만, 이 부분은 병원에서의 추가 검진으로 얼마든지 보충할 수 있다. 추가 검진을 원할 때는 병원의 가정의학과를 찾아가면 연령별, 직업별 특성 검진 항목 선정에 도움을 받을 수 있다.

다시 말하지만 비싼 검진이 항상 훌륭한 것은 아니다. 비싼 검진을 한 번 받고 5년 동안 검진을 멀리하느니, 무료검진에 추가 비용을 들여 2년에 한 번 받는 편이 훨씬 효과적이다.

건강은 누구에게나 평등하게
주어진다?

워싱턴 도심 끝에 사는 가난한 흑인들의 평균수명은 다른 쪽 끝에 사는 부유한 백인들보다 20년 짧다고 한다. 일본 남성의 평균수명은 77세로 세계 최고인 반면, (구)소련 카자흐스탄 남성은 평균적으로 일본 남성들의 수명보다 20년이 짧은 57세에 삶을 마감한다.

런던대학 공중 보건학 교수 마이클 마멋은 30여 년에 걸쳐 수집한 자료와 연구를 통해 사회적 불평등이 건강 악화의 핵심이라는 논지로 「사회적 지위가 건강과 수명을 결정한다」는 논문을 쓴 바 있다.

그는 심장병과 뇌졸중, 폐암, 전염병 등은 물론 자살과 살인으로 죽게 될 가능성까지 포함해 어느 지역에서 어떤 지위로 사는가가 건강에 큰 영향을 미친다고 강조하며, 사회의 불평등을 완화시켜야 건강도 평등하게 나눠가질 수 있다고 말한다. 이는 비단 영국에서만 제기된 문제가 아니다. 「한겨레신문」의 2006년 연중기획은 우리나라의 심각한 건강 양극화 상황을 다루고 있다. 심지어 같은 서울에 살아도 어느 구에 사느냐에 따라 평균수명이 달라진다면 믿겠는가?

　그러나 이것은 엄연한 사실이다. 경제적 상황이 좋은 서울 서초구나 강남구가 그렇지 못한 동대문구와 강서구에 비해 평균수명이 높다는 사실이 밝혀졌기 때문이다.

　이는 다양한 원인이 있겠지만, 경제적 수준이 높은 지역에 비해 그렇지 못한 지역의 경우 질병의 치료, 건강 검진, 금연 지도 같은 건강 안전 시스템이 미비하기 때문이다.

　금연과 비만을 보자. 담배가 해롭다는 것은 누구나 알지만 소득 수준이 낮은 이들은 밤낮이 뒤바뀐 3교대, 과도한 노동에 시달리는 서비스직 근무, 또는 실직 등의 상황에서 쉽게 담배를 내려놓지 못한다. 보건소에 가서 금연 교육을 받는 것은 꿈도 못 꾼다.

　그러다가 질병에 걸릴 경우 상황은 더 심각해진다. 그간 모아놓은 돈들을 고스란히 병원에 바친 뒤 실직자가 되고, 그로 인해 경제와 건강의 불평등은 더욱 심화된다.

비만도 마찬가지이다. 미국은 물론 우리나라에서 실시된 다양한 연구조사에 의하면 저소득층 자녀일수록 비만률이 높다는 통계가 명확하게 나와 있다. 맞벌이 가정 등에서는 아이들의 식습관을 지도해줄 여력이 없고 식사를 할 때도 고소득 가정보다 질 낮은 음식을 섭취하기 때문이다.

자, 여러분은 어느 쪽에 속하는가? 아마 '나는 건강에 아무 걱정이 없다', 또는 '철저한 건강 지도를 받고 실천하고 있다'고 자신 있게 말하는 이들은 많지 않을 것이다.

하지만 여기서 말하고자 하는 것은 자신의 경제적 상황을 불평하거나 걱정하라는 것이 아니다. 이 사실이 우리에게 시사하는 바는 두 가지이다.

첫째, 지금 우리가 살고 있는 세상이 우리 모두에게 경제적 평등을 나누어주지 않듯이, 건강의 평등도 선사하지 않는다는 점을 명확히 인식해야 한다는 것이다. 지금까지 "어떻게든 병을 고칠 수 있겠지. 의료보험 같은 최소한의 사회 안전망이 나를 도와주겠지"라는 생각은 버리라는 뜻이다.

둘째, 건강조차도 양극화되고 있는 사회에서 스스로 어떻게 건강을 지킬지를 생각하고 이를 생활 속에서 실천해야 한다는 의미이다. 당장 내 생활 속에서 지킬 있는 건강 수칙을 정해 꾸준히 실천하는 것이다.

한 예로 힘들고 고된 생활 때문에 담배를 끊지 못한다면, 금연을 위해 할 수 있는 내 나름의 시도를 어쨌거나 해봐야 한다.

식사를 제대로 준비할 시간이 넉넉지 않다면, 그럼에도 그 상황에서 최대한 건강한 음식을 준비해 먹겠다고 결심해야 한다. 세상이 공평하지 않다는 것은 누구나 알고 있는 사실이다. 그럼에도 내 건강만큼은 누군가 대신 챙겨 주리라 기대한다는 것은 어불성설이다. 우리가 제대로 된 건강 상식, 내 생활 속에서 실천할 수 있는 건강 지식을 정확히 알고 살펴봐야 할 또 하나의 이유도 여기에 있다.

아하! 그렇구나 모르고 있던 진실 05

만족감만이 수명을 늘린다

72년에 걸친 아카데미상 수상 기록을 바탕으로 연구한 바에 따르면 아카데미상을 받은 배우는 그렇지 못한 배우보다 평균 4년을 더 오래 살았다. 아카데미상 수상이 배우의 사회적 지위와 자부심을 강화시켜 수명을 연장시켰다는 것이다.

또 미혼자보다 결혼한 사람이 더 건강하게 오래 사는데 이는 서로 '돌보기와 친해지기'를 통한 보호 효과 때문에 병원균에 대한 저항성이 강화되기 때문이다.' 라고 한다.

이처럼 평소에 만족감을 느끼고 기분 좋게 생활하는 사람은 보통 사람들보다 질병에 대한 면역력이 높은 만큼 평소에 감정을 정돈하고 기분 좋게 생활하는 습관을 들이도록 하자.

연령별 건강관리는 불필요하다?

어린아이와 어른, 노인의 건강 상태는 제각각 다를 수밖에 없다. 크게는 건강하다, 그렇지 않다고 나눌 수 있지만 세심한 부분까지 고려하면 더 세분화해서 생각해야 한다. 이는 어린아이와 어른, 노인이 각각의 시기마다 주력해서 보충해야 하는 영양분이 다른 것과도 마찬가지이다.

최근 보편화되고 있는 대체의학의 한 갈래인 영양요법의 경우는 연령별 시기와 직업, 주변 상황, 스트레스의 정도, 건강 상태에 따라 다른 처방으로 질병을 치료한다. 사막을 건널 때는 물을 많이 마시고, 추운 나라에서는 지방을 많이 섭취하라는 것과 비슷하다.

마찬가지로 일상적인 건강관리도 나이, 성별, 직업 또는 현재의 건강 상태에 따라 수칙을 정해 따르는 것이 비용과 효과 면에서 바람직하다.

나이에 따른 건강관리 어떻게 하면 되는가?

▶ 유아와 청소년기

유아와 청소년기에는 성장기라는 신체적 특성을 고려해야 한다. 이 무렵에는 현대의 음식문화를 고려해 음식물의 과다 섭취로 상대적인 영양소 불균형이 문제될 수 있다. 따라서 식습관과 생활 습관을 교정하는 것이 바람직하며, 건강한 청소년의 성장 과정에 발생할 수 있는 다양한 질환들에는 오히려 마음을 편히 먹는 것이 중요하다.

나아가 10대는 평생 동안 건강에 영향을 미치는 치아 관리 습관이 형성되는 시기인 만큼 하루 3번 칫솔질하는 습관을 길러주어야 한다. 정신적으로는 TV 시청이나 게임 등을 줄이는 것 또한 아주 중요하다.

▲ 20대

요즘은 잘못된 생활습관으로 20대들도 각종 현대병 위험인자가 발생하는 만큼 무리하지 않는 생활습관을 꾸준히 유지해야 한다. 그중에서도 금연과 절주는 아주 중요하다. 흡연은 그 당시뿐만 아니라 15~20년 후에도 악영향을 미쳐 중년 이후의 건강에 치명적일 수 있는 만큼 20대에 담배를 완전하게 끊어야 하며, 술로 인한 활력 낭비와 사고 등도 조심해야 한다. 또한 20대에는 다른 질병보다 사고로 인한 사망률이 높다는 점에서, 오토바이나 자동차에 탈 때 안전벨트나 헬멧을 착용하고 안전 운전을 하는 습관을 길들이고 위험한 행동이나 무모한 행동은 절제해야 한다.

▲ 30대

최근 30대의 고혈압, 당뇨병 발생률이 늘고 있는 만큼 성인병 가족력이 있거나, 비만일 경우에는 정기적인 검사를 받고 잘못된 식습관을 고쳐야 한다. 또한 20대 때 유지했던 운동 습관을 이쯤 되면 놓아버려 체력 약화가 우려되는 만큼 매일 30분 정도 적당한 운동을 하는 것이 좋다.

이처럼 30대에 운동하는 습관을 익혀놓으면 평생 건강을 유지하는 데 도움이 된다.

나아가 30대에는 직장과 사회생활에서 오는 스트레스로 인해 술을 즐겨 마시게 되는 시기인 만큼 절주하는 습관을 들여야 한다. 여성의 경우는 출산의 시기이므로 출산과 육아로 인한 각종 피로와 스트레스를 감안해 영양 섭취에 주의하고 출산 후 비만과 산후우울증 등에 적절히 대처해야 한다.

▲ 40대

중년으로 접어드는 40대는 사회적 스트레스로 건강이 급속도로 나빠지는 시기이자 각종 암 및 뇌혈관 질환, 간질환 발생률이 증가하므로, 고혈압, 당뇨병, 고지혈증과 같은 성인병에 대한 지속적인 검사와 관리가 요구된다. 특히 적당한 운동과 절식으로 적정체중과 체지방율을 유지하려는 노력이 매우 필요하며, 스트레스를 풀 수 있는 방법으로 음주 등이 아닌 다른 생산적인 취미를 찾아가야 한다.

▲ 50대

50대에는 소식이 중요하다. 이 시기에는 활동량이 줄어 과도한 영양 섭취가 체지방을 쌓아 몸무게가 증가할 가능성이 높고, 이 같은 과체중이 각종 성인병의 원인이 될 수 있다. 나아가 남녀 모두 50대에는 암 외에 뇌졸중이나 심혈관 질환이 주요 사망 원인으로 지목되므로, 이 질병들에 지속적인 관심을 가져야 한다.

폐경기 여성의 경우 대부분 갱년기 증상과 골다공증이 온다. 따라서 이와 관련된 검사와 치료를 받을 필요가 있다. 또한 하루 7시간 이상 충분한 수면을 취해 과도한 스트레스와 노동으로 약해진 심신을 재충전해야 한다.

▲ 노년기

60대 이상에서는 치매를 주의해야 한다. 60대가 넘어서면 뇌 기능이 저하되므로 책을 읽거나 창조적인 활동에 몰두해 적당한 두뇌 활동을 해주는 것이 좋다.

운동은 심폐에 무리를 주지 않으면서도 건강을 증진시켜주는 걷기와 빨리 걷기 등이 좋다. 모든 기능이 위축되어 영양의 흡수와 저장 능력이 감소되기 때문에 영양 관리에 문제점은 없는지 점검하도록 한다.

이때는 고가의 질환 검사보다는 쉽게 할 수 있는 일반검사와 함께 정기적으로 관리하는 것이 중요하다.

아하! 그렇구나

의학은 수명을 연장시켜주지 않는다

기네스북에서 꼽은 '인류를 속인 최고의 사기' 1위는 무엇일까? 기네스북은 "의학으로 수명이 연장되었다는 말만큼 커다란 사기는 없다"고 단언했다. 현대의학은 인류를 이전의 전염성 질병에서는 해방시켰지만 암, 심장병, 뇌졸중과 같은 만성질환에는 속수무책이라는 것이다.

그렇다면 옛날 사람들은 얼마나 오래 살았을까? 놀랍게도 1만 5천 년 전 호모사피엔스의 기대수명은 지금보다 긴 94세였다고 한다. 조선시대의 기록에 의하면 제주도의 가장 장수 노인은 140세였고, 100세 이상의 노인도 많았다고 한다. 나아가 아주 어린 영아 때 사망하는 수치인 영아 사망률을 제외하면 1100년대의 평균 수명은 64세, 1400년대에는 69세, 1500년대에는 71세였다.

많은 전문가들은 무작정 의학으로 '100세 장수'를 꿈꾸는 것은 거짓이며, 결코 이루어질 수 없는 환상이라고 말한다.

여러분은 어떤가? 과연 병원과 약이 우리의 수명을 늘리고 있다고 생각하는가? 현대의학에 대한 믿음만이 건강하게 장수하는 유일한 길이라고 믿고 있는가? 약으로 연명이 아닌 건강하고 행복한 수명이 늘어야 한다.

2 장

질병에 대한
건강상식이
또 다른
질병을 키운다

장수건강법에 왕도는 있는가?

몸에 맞으면 면역력이 높아져 질병에 걸리지 않는다는 면역주사가 등장한 적이 있었다. 이 소문이 일파만파 퍼지면서 암환자부터 건강한 사람들까지 값비싼 면역주사를 맞기 위해 병원에 줄을 섰다.

이는 질병에 대한 두려움이 만들어낸 희극적인 상황이자, 우리가 장수하고자 하는 삶과 건강에 대해 삐뚤어진 인식을 가지고 있음을 여실히 보여준다. 면역주사 한 대만 맞으면 모든 병이 물러갈 것처럼 생각한다는 것은 불로초를 찾아다녔던 진시황의 불로장생의 망상과 무엇이 다른가?

장수는 무엇이고, 건강이란 무엇인가? 이 질문에 한번쯤 대답해봐야 할 시기인 듯하다. 다음은 잘 알려진 장수의 조건들이다. 아마 건강에 관심이 많은 사람들이라면 다음의 조건들을 잘 기억할 것이다.

- 하루 규칙적으로 세 끼를 먹는다.
- 콩, 된장, 두부 등 콩으로 만든 식품을 많이 섭취한다.
- 뼈째 먹는 생선을 즐겨 먹는다.
- 술과 담배는 절제한다.
- 맑은 공기와 물을 가진 환경에서 생활한다.
- 제철 과일과 야채를 자주 섭취한다.
- 육류 섭취를 절제한다.
- 많이 웃고 즐겁게 산다.
- 일찍 자고 일찍 깨어난다.

이 장수 법칙들은 비단 우리나라뿐만 아니라 세계의 권위적인 연구자들이 세계적인 장수 마을들을 돌면서 얻어낸 값진 결과들이다. 수많은 장수 노인들을 인터뷰하고 그들의 삶을 관찰함으로써 얻어낸 '장수 비책'인 셈이다.

실로 이 비책이 공개되자 건강에 관심을 가진 많은 이들이 장수 마을의 생활 방식을 모방하기 위해 각고의 노력을 기울이고 있다. 그런데 여기서 대부분은 한 가지 사실을 간과하고 있다. 뒤집어 보면 이 법칙들은 '소박한 삶'을 지킨다는 것이 얼마나 어려운가를 보여주는 사례이기도 하다는 점이다.

실로 위의 삶은 특별한 것이 없는 '소박한 삶'에 가깝다. 우리가 수많은 책들과 미디어에서 접하는 수많은 건강 상식들은 또 어떤가? 되짚어보면 위의 장수 법칙을 변형한 것에 불과하다. 이는 장수를 누리려면 결국 건강한 식습관, 스트레스 줄이기, 충분한 수면 같은 기본적인 것들이 바탕되어야 한다는 뜻이다.

그러나 현실은 이마저도 만만치가 않다. 현대사회를 살아가는 이들로서는 이런 소박한 삶조차 영위하기가 얼마나 어려운가? 아무리 이렇게 사는 게 건강한 삶인 줄 알아도 그것을 실천할 마음과 시간의 여력이 없으니 대체할 다른 방법들을 사냥하듯 찾아다니고, 그것이 면역주사 또는 특정한 만병통치약에 대한 잘못된 기대를 낳고 있는 것이다.

또 하나 짚어봐야 할 사실이 있다. 진정한 수명이란 통계적으로 알려진 평균수명이 아닌 건강한 삶을 죽을 때까지 유지하는 건강수명이라는 사실이다. 실로 장수 노인들이 말하는 장수의 법칙은 주어진 삶을 만끽해야 한다는 '잘 사는 법칙'인 동시에, 죽을 때가 되면 자연스럽게 눈을 감는 것이 행복하다는 '잘 죽기 위한 법칙'이기도 하다.

현대는 생명연장의 꿈으로 부풀어 있다. 어떻게든 평균수명을 늘리기 위해 온갖 치료법과 약들을 동원하면서 조금이라도 오래 살도록 만든다.

그러다 보니 평상시의 습관보다는 질병이 발생했을 때 그 시한폭탄 같은 질병을 껴안고라도 얼마나 오래 살 수 있느냐가 관건이 된 지 오래이다. 무리한 항암치료, 항생제의 남용과 오용, 다양한 주사제의 부풀려진 효능 등도 이런 관념들에서 비롯된 것들이다.

하지만 매일 약 봉지를 달고 살며 병원을 집처럼 드나들며, 통증이 오면 주사를 맞아가며 살아가는 삶이 진정한 장수의 삶일까?

결론적으로 장수하려면 방법은 한 가지이다. 병이라는 재난이 들이닥치기 전에 가능한 한 주어진 처지에서 생활을 소박하고 단정하게 가꾸는 것이다. 이것이 병을 고친다, 저것이 병을 고친다는 소문에 귀를 기울이기 전에 자신만의 법칙을 만들어 생활에 적용해야 한다.

질병이 두려운 것은 분명하지만, 더 두려운 것은 가짜 장수를 쫓는 무리한 욕심이다. 그 욕심을 채우기 위해 동분서주하느라 쓸 에너지를 건강에 대해 배우고 실천하는 것에 투자해야 한다. 건강은 시간과 노력을 들이지 않고 돈으로 살 수 없는 것임을 알 때만이 진정한 장수와 건강수명을 누릴 수 있음을 기억해야 한다.

건강수명이란 무엇인가?

건강수명이란 아프지 않고 건강하게 살아가는 기간을 나타내는 지표이다. 한국인의 평균수명은 1998년 기준, 74.4세로 늘어났지만 건강수명은 평균수명보다 10년가량 짧은 64.3세에 불과한 것으로 나타났다.

이는 인구 100명당 연간 만성질환자 수만 봐도 알 수 있다. 우리나라의 만성질환자 수는 1992년 20.5%에서 1995년 29.9%, 1998년 41.0%로 갈수록 증가하고 있다.

또한 의료 기관에 가는 목적으로는 96.0%가 질병치료를 꼽았고, 건강검진과 질병 예방을 위해 방문한다는 사람은 4.0%에 불과했다.

최근 건강수명을 연장시키려면 치료 중심의 보건의료체계를 개편하여 예방 의료로의 전환이 시급하다는 주장이 나오는 것도 이런 상황들 때문이다. 특히 우리나라 국민의 23%가 과체중(비만)이라는 점 또한 잘못된 생활습관이 질병 가능성을 높이고 있음을 보여준다.

수술이 만사를 해결해준다고?

한때 허리 디스크는 수술로 치료하는 게 가장 올바르다고 여겨졌다. 허리 디스크의 정식 명칭은 추간판 탈출증인데, 이 질환은 척추 사이의 판인 추간판이 노화되어 판 가장자리를 둘러싸고 있는 섬유가 파열되면서 추간판 중앙의 수핵이 비집고 나오는 증상이다.

특히 평소 바르지 못한 자세를 유지하거나 갑자기 무거운 물건을 들어 옮기려고 하다가 발생하는 경우가 많은데, 디스크가 생기면 심각한 허리 통증을 동반하며 심각할 때는 걷지도 못하고 대소변을 조절하기도 어렵다.

심한 디스크의 경우 병원을 찾으면 의사도 환자도 수술을 선호한다. 물론 수술을 집도해야만 거동이 가능할 정도라면 수술도 하나의 방법일 수 있다. 그러나 그런 상황일지라도 수술은 어디까지나 마지막 방도라는 점을 반드시 생각해봐야 한다.

모 병원의 척추 질환과 의사는 디스크나 척추 측만증 등의 질환으로 고생하는 이들이 가장 쉽게 할 수 있는 오해 중 하나가 척추 수술을 하면 100% 완치될 수 있다는 것이라고 지적한다. 디스크나 척추 측만증이라 하더라도 무조건 수술을 해야 하는 것은 아닌 만큼 소견을 들어본 후 결정하는 것이 현명하다는 것이다.

또 하나 생각해봐야 할 점은 디스크 수술 이후 좋은 예후를 보이는 경우도 적잖은 반면, 어떤 수술이건 후유증이 있는 만큼 디스크 수술도 후유증에서 예외가 아니라는 점이다. 통계에 의하면 적게는 5%에서 많게는 50%가 수술 후 통증이 지속되거나 악화되는데, 최대 후유증 빈도가 50%라는 점에서 말 그대로 자칫 수술이 절반의 도박이 되어버릴 수도 있다. 더 큰 문제는 디스크 수술이 일반화되면서 평범한 허리 통증까지도 수술 권유 대상이 되고 있다는 점이다.

국민건강공단보험의 진료 통계를 보면 한국인에게 허리 통증은 감기 다음으로 흔한 질환이다. 전 인구의 80~90%가 한 번 이상 허리 통증을 경험하며, 만성적 허리 통증에 시달리는 사람도 전체 인구의 7~10%라고 한다. 또한 이중에 대부분은 잘 쉬고 조심히 움직이면 며칠 지나지 않아 증상이 완화되며, 이 중에 디스크로 연결되는 경우는 4%에 불과하다.

그럼에도 허리 통증으로 병원을 찾아갔는데 다짜고짜 수술을 권해서 놀랐다는 사례가 적지 않다. 통증이 심한데 참지 말고 한 번의 수술로 좋은 예후를 볼 수 있다는 말에 수술을 했다가 크게 후회하는 경우도 많다.

비단 허리 통증뿐일까? 분만 시간이 지연된다고 "쉽게 가죠"라며 제왕절개 수술을 권했다는 사례, 충분히 뼈가 붙을 수 있는데도 깁스도 하지 않고 수술부터 권했다는 사례는 물론, 작은 종양을 미리 도려내자며 암 수술을 권하거나, 심지어는 치열 구조가 올바르지 않다며 양악 수술을 서슴없이 권했다는 사례도 있다.

이쯤 되면 수술 권하는 의사를 어디까지 믿어야 할지, 과연 진단의 정확성을 어디까지 의심해야 할지 의심스러워질 수밖에 없다.

현대사회는 질병과의 전쟁 중이다. 앞으로 어떤 질병을 앓게 될까도 중요한 문제이지만, 그에 앞서 '앞으로 병에 걸렸을 때 어떻게 치료할 것인가'를 스스로 결단하는 노력도 필요하다. 원치 않는데 수술을 택했다가 잘못되었을 때, 그 피해를 고스란히 뒤집어쓰는 것은 어디까지나 환자들이기 때문이다.

나아가 '수술 권하는 사회'는 '수술이면 모든 것이 해결된다'는 환자들의 잘못된 믿음이 만들어낸 결과일 수도 있음을 통감해야 할 것이다.

아하! 그렇구나 모르고 있던 진실 08

목디스크를 조심하라

우리는 인체가 하나의 연결 구조임을 흔하게 잊는다. 허리 통증이 심할 경우 그 원인이 정확히 허리에 있는 경우도 있지만,

S자 구조물과 같은 척추의 형태를 고려할 때 목디스크가 허리 통증의 원인이거나 목디스크와 허리디스크가 공존하는 경우도 적지 않다. 즉 허리나 목 어느 한 군데에만 이상이 생겨도 동시에 두 곳에 문제가 생기는 것이다.

특히 목디스크는 허리디스크를 동반하는 비율이 높은 데다 최근 컴퓨터, 스마트폰 등의 사용률이 높아지면서 목디스크 발병률이 높아지고 있다. 따라서 허리디스크 예방은 허리뿐만 아니라 목디스크를 예방하는 것 또한 중요하다.

또한 목디스크는 디스크로 인한 신경 압박으로 오십견과 손목 관절질환과 증상이 비슷한 만큼 의심된다면 반드시 정확한 검사를 받아야 한다.

체중만 빼면 심장질환의 위험이 사라진다?

체중 조절 열풍이 거세다. 최근 비만이 다양한 현대병을 불러온다는 증거가 속출하면서 살을 빼면 모든 병이 해결된다고 생각하는 이들도 많아졌다.

물론 체중 조절은 현대병을 막기 위해 필요한 첫 번째 조건이다. 그러나 마른 사람도 심장 발작에 걸릴 수 있다는 연구 결과도 있다. 일반적으로 전문가들은 체중 조절에서 가장 중요한 것은 콜레스테롤 수치라고 말한다. 좋은 콜레스테롤과 나쁜 콜레스테롤을 구분해 나쁜 콜레스테롤, 즉 중성지방의 수치에 신경 써야 한다는 것이다.

나아가 체중 자체보다 중요한 것이 또 하나 있다. 바로 체형과 활동성이다. 많은 이들이 체중 조절 시 몸무게를 재는데, 심장 질환을 막기 위해 다이어트를 하는 경우라면 매일같이 체중계를 들여다보는 건 조금도 도움이 되지 않는다. 같은 몸무게라도 체형에 따라 심장 발작 위험이 낮아지기도 하고 높아지기도 하기 때문이다.

예를 들어 상체가 뚱뚱하고 배와 몸통 부근에 살이 많이 쪄있다면 이런 사람은 체중을 조절하는 것만으로는 좋은 효과를 볼 수 없다. 이 부분에 지방이 많다는 것은 당뇨병과 심장병과 직결되는 나쁜 체지방이 가득 쌓여 있다는 의미이기 때문이다.

반면 허리와 배 부근은 잘록하고 엉덩이와 가슴에 살이 쪄있는 경우라면, 몸무게가 많이 나가도 큰 걱정을 하지 않아도 된다. 이 부분의 지방은 심장질환과 큰 연관이 없기 때문이다. 많은 심장 전문가들이 복부 비만을 체중 자체보다 중시하는 이유도 여기에 있다.

또 하나는 활동성 문제이다. 어느 정도 체중이 나가더라도 몸을 자주 움직이고 활동성이 높은 사람은 말랐지만 움직이지 않는 사람보다 심장 발작 위험이 현격히 낮다. 이런 이들은 몸을 자주 움직임으로서 체지방의 연소와 혈류가 원활하므로 어느 정도 체중이 나가도 오히려 건강할 수 있다.

이제 중요한 것은 체중 자체가 아니다. 평생 심장 질환을 멀리하고 싶다면, 단순히 살을 빼는 것을 넘어 식습관과 운동을 통해 건강한 체형을 유지하고 활동성을 길러야 한다. 이것만이 유일한 방도이다.

아하! 그렇구나 <small>모르고 있던 진실 09</small>

콜레스테롤이 만성 질환을 불러온다?

콜레스테롤이 높으면 암, 심혈관 질환 등이 발생할 가능성이 높아진다는 것은 잘 알려진 사실이다. 그런데 적지 않은 의학자들이 콜레스테롤과 암, 심혈관 질환에는 관련성이 없거나 콜레스테롤이 높은 사람이 심장질환과 뇌졸중 등의 발병률이 적고 수명도 길다는 연구 결과를 내놓았다. 1992년 거나르 린드버는 스웨덴 45세 이상의 남녀 45,000명을 20년간 지켜본 결과 혈중 콜레스테롤 수치가 낮은 사람과 높은 사람의 사망률이 거의 동일했다고 밝혔다. 미 국립암연구소 연구원 키타하라가 우리나라 사람 120만 명을 대상으로 한 연구에서도 콜레스테롤의 수치에 의한 암 발병률 수치 차이는 0.8%에 불과했다.
게다가 체중, 혈압 등 전반적 사항을 고려한 결과 콜레스테롤
수치가 높은 이들이 오히려 암에 걸릴 위험성이 13% 낮았다고
한다.

나아가 콜레스테롤 수치가 낮으면 우신경 전달 계통의 문제가
생겨 우울증 등으로 인한 자살 위험이 높다는 결과도 있으니
'높은 콜레스테롤 수치 = 만성 질환' 이라는 공식은 잘못되었
다고 할 것이다.

우울증은 정신력이 약해 생기는 병이다?

대한민국이라는 이름 뒤에 '자살공화국' 이라는 수식어가
따라붙은 지 오래다. 우리나라 청소년의 사망 원인 1위가 자살
이라는 것을 아는가? 뿐만 아니라 20대, 30대, 심지어 중장년
과 노년기의 자살률까지도 점차 높아지고 있는 상황이다.

이는 평범한 사람들에게만 해당되는 이야기도 아니다. 사회
적 공인이라 불리며 부와 명예를 누리고 있는 연예인들과 정
치인들까지도 극단적인 자살을 선택하는 경우가 적지 않다.

그런데 이런 자살에는 꼭 따라붙는 병명이 하나 있다. 많이

들어보았겠지만, '우울증'이다. 실로 우울증을 겪어본 사람들은 이 병을 빠져나올 수 없는 수렁, 겪어보지 않은 사람들은 절대 이해 못하는 상태라고 말한다. 그렇다면 어째서 이들은 그처럼 목숨을 끊지 않고는 견딜 수 없는 상황이 될 때까지 스스로를 돌보지 않은 걸까?

인생을 즐겁고 건강하게 살고 싶다는 것은 모든 사람의 염원이다. 그러나 살다 보면 장벽에 부딪치게 되는 순간이 온다. 사랑하는 사람을 잃거나 직장 일이 잘 풀리지 않거나 원했던 바를 이루지 못해 겪는 좌절 등등이다.

그런데 대부분은 이런 상황을 꿋꿋이 이겨내는 사람만이 존경 받는다고 믿는다. 우울증과 불안감을 느낄 때 이를 떨쳐버려야 한다고 믿는다. 마음과 몸이 흔들리는 것은 의지력 문제라고 생각하는 것이다. 그러다 보니 이런 증세가 일종의 병이며 치료가 필요하다는 점도 인정하지 않게 된다.

여기에 근본적으로 도사린 오류는 '우울증은 정신력이 약해서 생기는 문제'라고 여기는 사회적인 통념이다. 우리의 마음은 시간이 흐르면 상처를 잊는다. 우울증 역시 저절로 낫는 경우도 있지만, 늘 그런 것은 아니다.

이는 의학적 측면에서 살펴보면 더 쉽게 알 수 있다. 의학적으로 우울증은 뇌의 세로토닌과 노르아드레날린의 불균형 때문에 일어난다. 이 때문에 부족한 세로토닌이 많이 함유된 바나나 등의 식품이 우울증에 도움을 준다는 연구결과도 있다.

실로 우울증을 정신력의 문제로만 방치하다가 소중한 삶을 방치하는 경우가 적지 않은데, 최근 사회적으로 주목 받은 산후우울증 역시 그 중에 하나이다.

여성은 임신을 하게 되면 신체적으로 다양한 변화를 겪게 된다. 특히 생식 호르몬인 에스트로겐과 프로게스테론 수치가 10배나 높아지다가 출산 후에는 급격히 떨어지는 경우를 들수 있다. 이 증상은 신체에도 변화를 가져오지만 정신적으로도 조울증과 우울증을 유발할 수 있다.

미리 알아두어야 할 점은 이런 산후우울증은 마음을 다잡는 것만으로는 효과가 없다는 점이다. 반드시 치료를 받아야 하는 위중한 병이다. 심지어 엄마의 우울증이 아기에게도 영향을 미칠 수도 있으며, 우울증이 있는 상태에서는 엄마에게도 육아가 지옥이 된다.

나아가 우울증을 반드시 치료해야 하는 이유는 우울증이 정신뿐만 아니라 육체까지 공격하기 때문이다. 미국에서 진행된 연구에 의하면, 20대에서 70대까지 237명의 건강한 남자들을 관찰한 결과, 연구 기간 동안 건강한 사람들은 5%만 사망한 데 반해 우울증에 걸렸던 남자들은 무려 9배나 되는 45%가 사망했다.

나아가 우울증은 심근경색과 심혈관 질환과 직접적인 연관이 있으며, 우울증 환자들은 건강한 사람보다 순환기 질환을 4~5배나 더 많이 앓는다. 우울증이 골밀도를 낮춰 뼈 건강에 해롭다는 연구 결과도 있다. 우울증이 피 속의 부신피질 호르몬의 일종인 코르티솔을 높이기 때문이다.

이제 우리는 정신 건강이 신체 건강 못지않게 중요하거나, 어쩌면 신체 건강보다 중요할 수 있다는 점을 인정해야 한다. 정신의 문제를 수치스럽다고 치부하는 사회적 편견을 버리고 우울증이 발생했을 시에는 적절한 치료를 받을 수 있도록 주변에서 독려해야 한다.

마음에 병이 있으면 금은보화도 소용없는 법이다. 장애가 있어도 긍정적인 마음으로 살아가는 이들이 많아진 세상이다. 몸이 아프기 시작할 때, 먼저 치료를 받아야 할 것은 어쩌면 신체보다는 마음의 장애일지도 모른다.

아하! 그렇구나 | 모르고 있던 진실 10

흡연과 수면 부족이 우울증을 부른다

우울증에 대한 연구 결과 흡연자들은 비흡연자들에 비해 우울증에 걸릴 확률이 높다고 한다. 니코틴을 비롯한 담배의 유해물질들이 뇌의 화학물질의 반응을 방해하기 때문이다. 금연보조제에 들어가는 성분 중에 웰부트린 등의 항우울제 성분이 포함되어 있다는 점도 이를 반증한다.

나아가 수면부족이 우울증을 불러일으킨다고 한다. 잠이 부족하거나 수면장애를 겪으면 스트레스 호르몬이 코르티솔이 과도하게 분비되어 면역력이 약해지면서 우울증이 올 수 있다. 따라서 우울감이 깊어질 때는 흡연과 수면 부족을 먼저 해결해야 한다.

대체의학으로는 질병을 고칠 수 없다?

일상생활을 영위하기 힘들 정도로 심각한 병에 걸렸다면, 그때부터는 "어떻게 이 질병을 치료할까?" 고민하게 된다.

이럴 때 그냥 병원으로 직행하는 경우도 있지만, 막상 검사 결과가 나오거나 수술을 받아야 한다는 얘기를 듣게 되면 또 한 번 고민에 빠진다. 과연 병원이 권하는 대로 따를 것인가, 아니면 다른 방법을 찾아볼까 가늠해 보게 되는 것이다.

자연요법으로 병을 고치려는 이들도 처음에는 이런 고민을 시작으로 대체의학을 선택하게 되는 경우가 많다. 병실에 누워 옴짝달싹도 못하는 것이 싫어서, 약을 한 움큼씩 먹어야 하는 것이 싫어서, 수술 없이도 질병을 고치고 싶어서 등등 보다 자연친화적인 방법으로 병을 고치고 싶은 것이다. 그렇다면 자연치유법, 자연의학 등 다양한 이름으로 불리는 대체요법이란 무엇일까?

대체요법은 쉽게 설명하면 우리 조상들이 병을 치료할 때 사용했던 요법이다. 첨단 의학이 발달하지 않았던 시절에는 사람이 질병에 걸리면 수술이나 화학약제를 사용하는 대신 자연에서 얻을 수 있는 약초, 음식물 등으로 병을 고쳤다. 이를테면 주변의 꽃과 잎사귀, 씨앗이나 뿌리 등 자연에 존재하는 음식물과 환경, 식물 등을 폭넓게 사용해 인체가 자연치유력을 키워 스스로 병을 이겨내도록 했다.

나아가 대체의학은 증상만을 치료하는 대증요법이 주 골격인 현대 서양의학과 달리, 신체 한 부분만 치료하는 것이 아니라 몸 전체의 리듬과 흐름을 조절해 인체의 자연치유력을 강화함으로써 근원적인 치료를 도모한다.

이와 관련해 대체의학의 아버지라고 불리는 히포크라테스의 존재는 의미심장하다. 그는 다양한 자연요법을 통해 질병을 치료했으며, 그 치료 방법을 상세하게 문헌으로 남겨두었다. 우리나라 전통의학에서도 비슷한 인물들을 찾아볼 수 있다. 사상체질로 유명한 이제마 선생과 명의 허준 등도 엄밀히 말하면 대체의학자로 분류된다.

그런데 막상 자연치료를 택하고 나서도 이 치료에 오해나 불안감을 가지는 이들이 의외로 많다. 자연치료는 민간요법의 일종이며, 병원 치료와는 대척점에 서 있다고 믿는 것이다. 그렇다면 정말로 자연치료는 병원 치료와는 거리가 먼 '민간요법'에 불과한 것일까?

결론부터 내리자면 그렇지 않다. 최근 메이오클리닉 의료진의 조사에 따르면 많은 서양의학 의사들 또한 자연치료법, 이른바 대체치료를 신임하는 것으로 나타났다. 이는 미국의 의학전문대학 중에 64%가 대체의학을 가르치고 있다는 사실에서도 확인된다.

또한 미국뿐만 아니라 의료 선진국이라 불리는 유럽과 일본, 나아가 우리나라에서도 서서히 대체의학을 서양의학과 병합시켜 통합의학이라고 부르며 대체치료의 가능성을 인정하고 있다. 여기서의 통합의학이란 그 안정성과 효능에 대해 충분히 연구 조사가 이루어진 자연의학 요법을 전통적인 서양의학에 접목시켜 이용하는 것을 뜻하는데, 이를테면 무조건 약과 수술을 권하는 대신 가능한 한 대체의학으로 치료를 보완하는 방식이다.

아직까지는 서양의학의 입지가 굳건한 상황에서 대체의학이 대중화되기까지는 갈 길이 멀어 보인다. 하지만 대체의학은 분명히 그 치유 효과를 인정받은 의학의 한 갈래인 만큼 다양한 질병에 능동적으로 대항하고자 하는 이들에게는 희소식이 아닐 수 없다.

중요한 것은 서양의학이나 대체의학이나 지나친 맹신보다는 의사는 의사대로 치료법에 대해 고민하고, 환자도 자신의 질병에 대해 스스로 공부하고 고민하며 엉킨 실타래를 풀어가려는 자세일 것이다.

또 하나, 분명히 대체의학이 가지는 훌륭한 장점들을 통해 병을 고칠 수 있었음에도, 질병이 돌이킬 수 없을 정도로 진행되어 병원에서 포기하고 나서야 자연치료를 택하는 이들이 많다는 점도 안타깝지 않을 수 없다.

이런 면에서, 최근 많은 병원들이 통합치료를 시행하며 서양의학과 대체의학의 접합점을 찾아가고 있다는 것은 긍정적인 현상이다. 만일 자연치료로 질병을 고치겠다고 결심했다면, 자신의 선택에도 신뢰를 가져봄직하다. 검진과 병의 진행 과정 상담과 같은 부분은 서양의학의 병원을 이용하고, 생활 속에서는 대체의학이 권하는 건강법을 따르는 식이다.

혹자는 병을 고치려다가 여기저기 돈만 날린다고 말할 수도 있겠지만, 질병의 극복은 결국 의지의 결과인 경우도 많다. 최선을 다해 할 수 있는 것들을 해보는 것은 분명히 후회 없는 선택이 될 것이다.

다만 여기서 되짚어봐야 할 점은 '내 몸은 어디까지 나의 것이라는 점'이다. 즉 질병 치료법을 찾을 때는 누구의 말에 현혹되거나 휩쓸리지 말고, 다양한 치료법들을 스스로 살펴보고 병을 고치기 위한 일상생활부터 치료 행위까지 스스로 선택하는 것이 중요하다. 선택을 하고 나면 의지가 굳어지고, 때로는 그 의지가 기적을 낳기도 하기 때문이다.

아하! 그렇구나 [모르고 있던 진실 11]

대체의학 대중화의 시대가 열렸다

우리나라 국민 10명 중 7명은 민간요법이나 대체의학을 이용한 경험이 있는 것으로 나타났다. 한국한의학연구원 침구경락연구그룹 최선미 박사팀이 우리나라 일반 국민 1284명을 대상으로 민간요법 사용실태를 조사한 결과, 최근 1년간 한 가지이상의 민간요법을 사용한 사람이 953명(74.2%)에 이르렀다. 또한 이들은 같은 기간 동안 1846건의 민간요법을 사용했으며모두 3억 원을 지출했다. 이를 전 국민으로 환산하면 연간 8조6천억 원의 비용을 지출하고 있는 것으로 추산되고 있다.

이처럼 비타민이나 오메가3 등 건강기능식품부터 녹즙이나 홍삼, 각종 운동요법 등 다양한 요법들이 중요한 보조 치료 요법으로 각광 받고 있다는 것은 더 이상 질병 치료에 민간요법과대체의학을 배제할 수 없는 시대적 흐름을 반영하고 있다. 대체의학이 서양의학이 넘어서지 못하는 한계를 보충할 수 있다는 자명한 사실을 이제는 의학계와 환자들도 인식해야 한다.

심한 두통이 오면 뇌종양의 징후인가?

최근 의사들이 환자 이야기를 할 때 빼놓지 않고 하는 말이 있다. 병원을 찾아오는 이들 중에 많은 수가 증상을 이야기하면서 "혹시 중한 병에 걸린 게 아닌가요?" 묻는다는 것이다. 미처 검진도 해보기 전에 큰 병에 걸리지나 않았을까 불안해하는 것이다.

놀랍게도 그 중에 하나는 우리가 일상적으로 겪는 두통이다. 언제부터인가 두통은 뇌종양과 직결되는 증상으로 여겨져 왔다. 여기에는 일일 드라마의 힘이 크지 않았나 싶다.

주인공들이 갑자기 심한 두통으로 쓰러져 병원에 가면 열에 아홉은 의사가 하얀 가운을 입고 나와서 "뇌종양입니다. 너무 늦게 오셨군요. 수술은 하겠습니다만 기억을 잃을지도 모릅니다"라고 말한다.

결론부터 이야기하자면, 두통이 뇌종양의 징후나 증상일 가능성은 아주 낮다. 앞서 허리 통증과 디스크의 연관성을 살펴보았듯이, 두통 또한 지구 천체 인구의 80~90% 이상이 한 번 이상 경험하는 증상이며, 이것이 극심한 질환까지 이어지는 경우는 거의 없다고 봐야 한다.

우리가 두통을 느끼는 것은 두개골을 덮고 있는 조직의 대부분, 특히 동맥 · 정맥동 · 뇌저부경막 일부, 삼차신경 · 설인

신경 · 미주신경 등의 반응 때문이며, 미약한 것과 심한 것까지 그 통증 크기가 광범위하여 원인 모르게 머리가 무거운 것부터 구토를 동반하는 중증까지 통증 부위나 지속 시간이 모두가 다르다.

일반적으로는 발열 질환 때문에 생기는 경우가 많고, 때로는 코 · 귀 등의 병 때문일 경우도 많다. 한 예로 근시 · 원시 · 난시 · 녹내장 · 비염 · 부비강염 · 중이염 · 내이염 등도 두통을 수반하며, 숙취, 가스 중독도 일시적인 두통 유발 원인이 된다.

하지만 대부분의 두통은 특별한 병소나 질환이 발견되지 않는 경우가 많다. 일반적으로 환자들이 호소하는 편두통이나 긴장성 두통 등이 여기에 속한다.

이러한 두통을 1차성 두통이라 하는데, 이 경우 대부분 그리 심각하지 않다. 이런 두통은 정도가 심해도 생명을 위협하는 상황은 거의 일어나지 않는다. 그러나 이러한 1차성 두통의 문제는 대부분 만성화되어 약물을 남용하게 됨으로써 치료를 더 어렵게 만든다는 점이다.

문제는 뇌출혈과 뇌종양과 같은 심각한 원인 질환에 의한 2차성 두통인데, 이러한 두통들은 일반적으로 1차성 두통과 양상이 현격히 다르다.

예를 들어 뇌출혈의 경우는 갑자기 두통이 발생하는데, 이 경우 한 번도 경험해 보지 못한 아주 심한 강도인 경우가 많다. 또한 출혈로 인하여 뇌압이 상승하기 때문에 극심한 구토가 동반된다.

즉 이렇게 심각한 양상이 아니라면 두통이 심각한 질병인 경우는 드물다. 두통과 현대인은 떨어지려야 떨어질 수 없는 사이이며, 두통으로 인해 뇌종양을 걱정할 필요는 없다는 것이다.

물론 통증이 작거나 크거나 두통이 지속된다면 병원의 상담을 받아볼 필요는 있지만, 이때도 단순히 약을 복용하는 대중요법으로는 원인 질환을 치료할 수 없다는 점을 명심하자. 바쁘다고 진통제 한 알 먹고 끝내지 말고, 일단 원인을 알고 치료하는 것이 중요하다는 것이다.

다음은 분당 서울대병원에서 신속하게 면담이 필요하다고 말하는 두통의 종류이다. 만일 이 상황이 아닌 가벼운 두통이라면 너무 염려 말고 우선적으로 원인 치료에 집중하자.

- 두통과 함께 목이 뻣뻣하여 굽힐 수 없거나 열이 나는 경우
- 두통과 함께 숨이 차거나, 열이 나거나 눈, 코, 귀, 목의 예기치 않은 증상이 동반될 경우
- 두통과 함께 어지럽거나, 중심잡기가 힘들거나, 말이 어둔하거나, 팔다리의 힘이 약해지거나, 얼얼하거나 저리는 등의 감각이상이 동반될 경우
- 두통과 함께 정신의 혼동이나 혼미를 경험한 경우
- 두통이 운동이나 기침, 몸을 구부릴 때 유발될 경우

- 두통이 점차 심해지고 사라지지 않을 경우

- 두통의 양상이 변할 경우

- 지속적이며 심한 구토가 계속 두통과 함께 나타날 경우

- 처음 경험하는 두통이면서 매우 격심한 통증을 나타내는 경우

- 50세 이상의 연령이 되어서 처음 시작된 두통인 경우

아하! 그렇구나 _{모르고 있던 진실 12}

스트레스가 뇌를 죽인다

장기간 우울증을 앓은 사람은 두뇌의 해마가 보통 사람보다 15%나 작고, 같은 위기 상황에서 심리적 타격도 크다. 전후의 스트레스 증후군을 앓고 있는 베트남 참전 군인들의 경우도 일반인에 비해 뇌 용적이 26% 적다.

또한 부정적 생각도 뇌를 오그라들게 만든다. 캐나다의 루피엥 박사는 5년간 92명의 노인을 연구한 결과 자신에 대해 부정적이고 자긍심이 없는 노인들은 다른 노인들보다 두뇌 크기가 최고 20% 작았다고 한다. 이 모두는 강도 높은 잦은 스트레스로 인해 지속적으로 분비되는 스트레스 호르몬이 뇌 세포를 죽임으로써 발생한다. 이 스트레스로 인한 뇌 손상이 심하면 수명까지 단축되는데, 851명의 성직자들을 5년간 관찰한 결과 슬픔

과 근심, 스트레스가 심할수록 사망률도 높았다고 한다. 성직자들은 그나마 스트레스를 적게 가지는 이들임에도 이 정도이니, 현대 일반인들의 스트레스 상황은 과연 어떨까? 스트레스 관리가 건강의 관건이 된 시대인 듯하다.

암은 육식, 과음, 흡연 등 특정 요인에서 생겨나는가?

혹자는 암을 '도미노' 라고 표현한다. 어딘가 몸 한 군데가 무너지면 그로 인해 다른 질환이 발생하고, 그렇게 몸이 완전히 무너지면 마지막까지 버티던 면역력까지 파괴됨으로써 암이 생겨난다는 것이다.

이 말은 일리가 있다. 인체는 서로 연결되어 상호 소통하는 유기체다. 어딘가 내부에 문제가 생기면 면역 시스템이 작동해 이를 치료하기 위해 애를 쓰지만, 감당할 수 있는 한도를 넘어서면 전신이 함께 파괴되어 버리는 것이다. 암은 면역력이라는 카드가 무너짐으로써 생기는 최종적인 결과인 셈이다.

최근 특정한 생활방식이 특정한 암을 발생시킨다는 연구 결과가 속출하고 있다. 대표적으로는 과음이 간암을 발생시킨다던가, 채소와 과일이 대장암을 예방한다는 내용들이다.

하지만 어떤 한 가지를 조심한다고 해서, 또는 어떤 음식을 정기적으로 먹는다고 해서 암을 예방할 수 있다는 이론은 터지는 둑을 나무판자로 막을 수 있다는 것과 다르지 않다.

먼저 간암과 과음에 대해 살펴보자. 간은 인간 장기 중에 가장 용적이 큰 장기로서 사람 손바닥 정도의 크기에 무게는 1.2kg 정도이다.

간이 하는 일은 그야말로 다양해서 독성 물질 분해와 영양 대사 등 약 500가지에 이른다. 이렇게 바쁘게 움직이는 간에게 알코올은 최대의 적이다. 지속적으로 과음을 하게 되면 알코올에 포함된 독성물질을 분해하기 위해 무리를 해야 한다.

그런데 알아두어야 할 사실이 또 하나 있다. 과음이 간에 무리를 주는 것은 사실이나, 과음만으로 간암이 발생하는 경우는 거의 없다는 점이다.

한 예로 일본인의 경우는 음주 때문이 아니라 간염 바이러스로 인한 간암 발생률이 훨씬 높다. 실로 간암은 약 75%가 C형 간염, 15%가 B형 간염 때문에 발생한다. 특히 간염 바이러스를 보유한 사람이 장기간 술을 마시면, 건강한 사람이 술을 마실 때보다 간암에 걸릴 확률이 높아지게 된다.

나아가 간은 '침묵의 장기'이다. 설사 간염 바이러스에 걸렸다고 해도 뚜렷한 자각 증상이 없기 때문에 과음을 하거나 잘못된 식습관을 유지하는 경우가 많아 이것이 간 경변을 거쳐 간암으로 발전하게 되는 셈이다.

이것은 간암이 과음으로만 발생하는 질병이 아니며, 간염 바이러스, 나아가 간에 무리를 주는 다양한 외적 요인들이 혼재되어 발생하는 것임을 보여준다.

즉, 앞에서도 강조했듯 암은 질병의 도미노에서 마지막 면역력 카드가 쓰러지며 발생하는 비상사태인 만큼 큰 둑이 터지지 않도록 평상시 잘 보수하고 틈틈이 점검하는 것만이 암을 예방하는 길임을 기억해야 한다.

아하! 그렇구나 <small>모르고 있던 진실 13</small>

항암 치료가 암을 만든다

물리의학 교수 잉게 슈미츠 포이어하케는 유방암 조기 검진을 위한 X-선 촬영이 오히려 유방암 발병률을 높인다고 주장했다. 유방의 유선은 백혈병을 일으키는 골수보다도 X-선에 민감하다는 것이다.

암의 조기 발견이 환자의 생명을 빼앗는다는 주장도 있다. 양성 종양 판정을 받고 난 뒤 무리한 항암 치료와 대량으로 퍼붓는 화학 약제가 오히려 면역력을 파괴하고 심각한 병을 불러온다는 것이다. 이는 조기 검진이 일반화되고 있음에도 암 사망률은 낮아지지 않는 현실에서도 확인해볼 수 있다.

또 하나의 충격적인 사실은 암 오진이다. 미국의 저명 학술지

「JAMA」의 2007년 연구에 의하면 암 진단을 받고 치료 도중 사망한 환자 658명 중 동의를 받아 86명을 부검한 결과, 26%에 달하는 22명은 암이 아닌 것으로 판명 났다.

루이지애나 주립대 연구팀 역시 1998년 암으로 사망한 환자 250명을 부검한 결과, 무려 44%인 111명의 환자가 암이 아니었다고 밝혔다.

3장

약과 영양제,
건강을
지켜줄 수
있을까?

아스피린은 만병통치약인가?

어느 가정이건 서랍 속을 뒤져보면 아스피린 한 통쯤은 들어 있다. 아스피린은 오랜 시간 동안 많은 가정에서 해열·진통 상비약으로서 제 역할을 톡톡히 해왔다. 한 정에 100원도 안 될 정도로 약값이 저렴하기도 하고, 비용 대비 효과 면에서도 효능이 뛰어나기 때문이다. 이 때문에 아스피린은 보건복지부와 제약사들이 약값이 싸다고 단종시키면 안 되는 '퇴장방지 의약품'으로 등록돼 있을 정도다.

판매량도 어마어마해서 아스피린은 매년 세계적으로 600억 개 이상 소비되고 있으며, 지금까지 판매된 아스피린을 일렬로 늘어놓으면 지구에서 달까지 닿을 수 있다고 한다.

그런데 최근 아스피린이 가정상비약을 넘어 일종의 '현대판 만병통치약'으로까지 여겨지는 사태를 어떻게 봐야 할까? 미국심장협회(AHA)와 세계보건기구(WHO)가 하루 한 알의 아스피린이 심장병 예방 효과를 낸다고 공식 발표면서, 너도 나도 아스피린에서 심장병 예방 효과를 기대하고 있다.

이 발표에 의하면 아스피린에 포함된 성분인 '아세틸살리실산'이 혈전을 만드는 혈소판 뭉침을 차단해 관상동맥 협착으로 인한 심장병을 감소시킨다고 한다. 협심증과 심근경색 같은 심혈관 질환을 앓은 사람이 아스피린을 복용하면 재발률을 3분의 2로 낮출 수 있고, 심근경색이 재발하여 사망할 확률은 대략 6분의 1로 줄일 수 있다는 것이다.

뇌졸중 환자의 경우도 뇌졸중이 재발하거나 재발로 인해 사망할 확률을 4분의 3 정도로 낮출 수 있다는 내용도 이 발표에 포함되어 있다. 이 때문에 요즘은 심장질환이나 뇌졸중 증상이 없는 사람도 예방을 위해 비타민 먹듯 매일 한 알씩 아스피린을 먹기도 한다.

하지만 여기서 한 가지 사실을 살펴봐야 한다. 임상 연구 결과라는 것은 외적 조건에 따라 얼마든지 변할 수 있다는 점이다. 아스피린에는 소위 '폴리필(polypill)'이라고 불리는 50세 이상이 주로 먹는 콜레스테롤이 없는 혈압약 성분이 포함돼 있는데, 이 성분이 환자에게 영향을 미칠 수 있을 뿐더러 최근에는 건강한 사람이 아스피린을 복용할 경우 오히려 해롭다는 연구 결과도 나왔다.

이미 병을 앓은 사람에서는 효과가 확실하지만 건강한 사람이 복용할 경우에는 효과가 명확히 증명되어 있지 않으며, 건강한 사람이 심장마비를 예방하기 위해 아스피린을 먹는 것은 오히려 해가 될 수 있다는 것이다.

이 발표를 한 연구진은 아스피린 복용이 심장병을 예방하는 효과는 미미하며, 오히려 내장 출혈 또는 위장관 출혈과 함께 심할 경우 목숨을 앗아갈 수 있는 내출혈로 입원할 가능성이 2배나 높아진다고 주장했다. 건강한 사람에겐 아스피린이 플러스 효과보다는 마이너스 효과가 더 크다는 얘기다.

연구진은 3000명 이상의 남성을 두 그룹으로 나눠 한 그룹은 아스피린, 다른 그룹은 가짜 알약을 매일 한 알씩 주고 평균 8년 동안 건강 상태를 관찰했다. 그런데 알려진 바와 달리 두 그룹 간에 심장병이나 뇌졸중 발병률에는 별다른 차이가 없었으며, 사망률도 비슷했다.

또한 오히려 아스피린을 꾸준히 복용한 그룹 가운데 34명(2%)에게 생명을 위협할 정도로 심한 출혈이 발생했고, 이에 반해 가짜 알약을 복용한 그룹 가운데 내장 출혈이 발생한 경우는 20명(1.2%)에 불과했다.

이 연구진의 수장인 폭스 교수는 "정상인에게는 아스피린을 처방해서는 안 된다"며 "많은 사람들이 심각한 출혈 위험을 인식하지 못한 채 아스피린을 복용하고 있다"고 강조했다.

실로 우리는 아스피린에 대해서는 큰 경각심을 가지지 않는 경향이 있다. 두통이 와도 감기에도 생리통이나 치통에도 손쉽게 아스피린을 복용하며, 아스피린에 심장질환을 예방하는 효과가 있다고 믿어 매일 한 알씩 복용하는 경우도 있다.

하지만 아스피린도 어디까지나 약이다. 복용 시 처방이 필요할뿐더러 상시적인 복용은 부작용을 불러오게 된다.

실로 최근 방송된 KBS 2TV「위기탈출 넘버원」에서는 고열이 나는 아이에게 처방전 없이 아스피린을 잘못 복용해 치명적인 위험에 노출된 사례까지 방영되었다. 이 프로그램에 의하면, 12세 이하의 어린이가 수두, 유행성 독감 등 고열이 동반되는 병을 앓는 경우 아스피린 복용시 뇌와 간의 손상으로 뇌기능이 저하되는 '레이 증후군'에 걸려 사망 위험에 처할 수 있다고 경고했다. 나아가 아스피린 한 알이면 심장병이 예방된다는 '만병통치약' 식의 생각은 필연적으로 건강에 대한 나태한 생활을 불러올 수밖에 없다. 매일 과로하고 불규칙한 식습관을 가지며 운동을 하지 않는데 과연 아스피린 한 알로 심장질환을 예방할 수 있을까?

여러분의 서랍을 지금 당장 뒤져보라. 과연 몇 가지의 상비약이 구비되어 있는가? 비단 아스피린 뿐만이 아닐 것이다.

얼마 뒤면 편의점에서도 상비약을 판매한다고 한다. 그렇게 되면 언제 어디서나 더욱 손쉽게 다양한 약들을 구매할 수 있다. 이런 상황에서 약에 대한 정확한 처방과 의학 지식이 없는 복용으로 인해 부작용 또한 속출할 수 있는 만큼 각자 상비약에 대해 정확한 지식을 알아둘 필요가 있을 것이다.

아스피린은 진단 후 복용하면 된다?

아무리 좋은 약도 그에 해당하는 부작용이나 주의점을 염려해
야 한다. 아스피린의 가장 흔한 부작용은 속이 쓰리고 위 점막
의 손상으로 출혈을 일으킬 수 있다는 것이다. 따라서 공복에
복용하는 것을 피하고, 제산제 등을 같이 복용하는 것이 도움
이 된다.

최근엔 위장보호를 목적으로 특수하게 코팅된 장용정을 복용
할 경우 큰 문제가 되지 않으니 위가 약하다면 코팅된 아스피
린을 구입하는 것도 요령이다.

또 하나 주의해야 할 점은 아스피린은 지혈 작용을 방해하므로
이를 뽑거나 수술할 때는 반드시 약을 일정 기간 끊고 치료에
임해야 한다. 평소 코피를 잘 흘리거나 혈우병 같은 출혈성 질
환이 있는 경우도 복용을 피해야 한다.

또한 아스피린은 천식을 유발할 수 있으므로 천식 환자들도 피
해야 한다. 아스피린을 오렌지 주스나 우유와 함께 복용하면
위장 내에서 약의 흡수를 방해하기 때문에 물과 함께 복용하는
것이 좋다.

의사가 주는 처방전이 가장 확실하다?

질병 때문에 병원을 찾았다가 수술 판정을 받게 되었다고 생각해보자. 수술실로 들어가는 날까지 초조함을 이기지 못하고 수술이 잘 될까, 결과가 나쁘면 어떻게 하나 불안감에 시달린다.

반면 수술은 필요 없고 약만 먹으면 된다는 진단을 받고 나올 때는 어떤가?

가볍게 처방전 한 장 들고 약국만 찾으면 되니 다행이라고 생각한다. 주사 한 방으로 해결되는 질환에도 마찬가지로 두려움이 없다.

그러나 의약품을 잘못 처방해서 발생하는 의약품 오용도 사망과 질병의 주요 원인 중의 하나라면 어떨까?

많은 사람들이 모르고 있지만, 다양한 의료사고 중에 투약의 실수로 벌어지는 의료사고는 가장 흔히 벌어지는 사고 중에 하나이다. 미국 연방정부 자문 기관인 의학연구소에 의하면 매해마다 투약 실수로 피해를 입는 환자가 매년 150만 명이 발생하고 있으며, 그 중에 약 7,000명은 목숨을 잃는다고 한다.

환자가 병원을 찾는 것은 정확하고 적절한 의료 대처를 받기 위해서이다. 하지만 의료 역시 사람이 하는 일이다 보니 완벽할 수 없는 것이다.

물론 의료사고의 첫 번째 책임은 의사에게 있다. 하지만 이런 사태를 미연에 방지하기 위해 환자 스스로도 좀 더 똑똑해질 필요가 있다. 처방전을 받았을 때 다음의 몇 가지 질문들을 반드시 던져봐야 하는 것이다.

- 약의 이름은 무엇이고, 이 약을 먹으면 어떤 효과를 보는가?
- 신체적으로나 정신적으로 부작용이 일어날 수 있는가?
- 만일 부작용이 일어난다면 어떻게 대처해야 하는가?
- 증상의 호전은 어떤 식으로 나타나는가?
- 효과를 보려면 얼마나 오래 먹어야 하는가?
- 다른 음식물을 주의하며 복용해야 하는가?

물론 처방전을 받으면서 의사에게 일일이 질문을 던지기가 쉽지 않은 환경이다. 대부분의 의사들은 빨리 빨리 진료를 끝내고 더 많은 환자를 받고 싶어 하기 때문이다. 하지만 처방전에 대한 정보를 알려주는 것은 의사의 직무 중에 하나이다.

따라서 자신의 상태가 궁금하고 처방에 대한 지식이 필요하다고 느낀다면 얼마든지 의사에게 질문을 던지고 정확한 대답을 듣는 편이 낫다. 정 진료 시간이 짧다면 수첩에 미리 적어의사에게 보여주고 총체적인 대답을 요구하는 것도 괜찮은 방법이다.

현재 아픈 부위만 얘기하지 말고 심지어 마음의 상태나 전체적인 몸 컨디션 등을 얘기하라. 시간이 걸리더라도 정확한 진단을 받을 수 있는 것이 환자들의 최소한의 권리이다. 의사 또한 오진을 줄이기 위해서는 환자의 상태를 관행적으로 판단하는 것이 아니라 환자의 작은 변화까지도 체크할 의무가 있다.

특별한 명의가 따로 있는 것이 아니라 환자들의 시시콜콜한 얘기까지 충분히 들어주면서 불안해하는 환자들의 마음을 편안하게 해주면서 치료에 전념할 수 있도록 이끌어 주는 의사가 명의가 아닐까 싶다.

예전에는 마치 운명처럼 의사에게 모든 것을 맡겼던 것이 일반적인 치료방식이라면, 이제는 환자 스스로도 자신의 질병에 대해 더 잘 이해할 필요가 있다.

하물며 내 몸으로 직접 투약되는 약제에 대해 정확히 아는 것은 아주 필요하고 온당한 일이다.

약을 받았다면 약 포장과 설명서에도 주의를 기울여야 한다. 최근에는 많은 제약회사들이 수신자 부담으로 고객상담실을 두고 있다. 설명서에서 의문이 가거나 이해되지 않는 부분, 미심쩍은 부분이 있다면 반드시 고객상담실에 연락, 정확한 설명을 요구하자.

처방전을 받고 나면 또 한 명의 조력자를 만날 수 있다는 점도 염두에 두어야 한다. 바로 그 처방전으로 약을 지어주는 약사이다. 약사에게도 의사에게와 마찬가지로 약을 제대로 복용하려면 어떻게 해야 하는지, 부작용은 없는지 등을 꼼꼼하게 물어보면 큰 도움이 될 것이다.

약의 부작용에 지나치게 민감하게 반응하지 말고 투약기간을 최단으로 줄일 수 있도록 노력해야 한다. 약으로 급한 불을 끄고 내 몸의 자연치유력에 의해 건강은 회복된다. 따라서 약을 먹으면서 자연치유력의 회복을 위한 식생활, 운동, 휴식 등의 생활 습관을 고치는 일은 반드시 병행해야 한다. 그래야 투약기간을 줄여 부작용을 최소화할 수 있다. 질병의 원인이 되는 생활 습관을 고치지 않으려면 부작용을 감수하더라도 약을 복용하는 것이(의사, 약사의 오진이 없다는 전제하에) 생명을 지키는 방법 중의 하나이다.

우리의 건강은 누구도 알아서 지켜주지 않는다. 그것을 질병 치료에서도 마찬가지이다. 우선은 내가 먼저 내 상태와 처방에 대해 자신감을 가지고 시행할 수 있어야 한다. 적극적인 환자가 될수록 의료사고에서는 멀어지고 질병 치료에는 가까워진다는 점을 늘 상기하도록 하자.

아하! 그렇구나 모르고 있던 진실 15

정기검진 전에는 꼭 질문을 메모하라

정기검진을 받으러 갈 때 가벼운 마음으로 가는 사람은 많지 않을 것이다. 전날 밤부터 우왕좌왕하며 금식을 하고 마음이 무거우니 '알아서 잘 해주겠지' 기대고 싶은 마음이 든다. 게다가 검진 시간도 짧고 기계적이다 보니 수동적으로 임하고 오는 경우가 많다.

하지만 정기검진은 내가 내 몸 안을 확인하고 들여다보는 중요한 순간이다. 따라서 검진을 예약하기 전에 병원 측에 그간의 상태에 대해 정확히 설명하고 또한 모르는 부분은 설명을 구할 수 있어야 한다.

막상 가면 다급하게 진행되는 예약 과정 중에 잊게 되는 경우가 많은데, 예약 전에 대략 다음과 같은 목록들을 메모해서 가져가면 좀 더 구체적인 설명을 들을 수 있다.

1단계 : 그간의 몸 상태에 대한 설명을 충분히 한다.

　　　(질병 징후, 특이 이상, 평소 건강관리 등등)

2단계 : 비용 당 검진 목록 확인

　　　(저가, 고가, 프리미엄 검진 중에 내개 필요한 검진 상담)

3단계 : 꼭 필요한 검진과 그렇지 않은 검진 선택

　　　(각 검진의 목적과 효과에 대한 설명 구하기, 불필요한
　　　검진은 빼고, 필요한 추가 검진 넣기)

약만 먹으면 질병이 해결된다?

감기나 여타 크고 작은 질병에서 가장 기본적이고 널리 쓰이는 약제 중에 하나가 바로 항생제이다. 요즘은 이 항생제를 약국에서도 손쉽게 구입할 수 있어 아예 가정에 두고 상비약으로 사용하기도 한다.

물론 항생제의 발견은 우리를 다양한 질병으로부터 안전하게 지켜주는 힘이 되었다. 예전에는 두려워했던 많은 질병들을 이제는 간단한 알약 하나만으로도 치료할 수 있게 된 셈이다. 그러나 최근 항생제가 양날의 칼의 작용을 한다는 의견이 등장하고 있다. 항생제는 기본적으로 세균의 번식을 억제하여 각종 세균으로 인한 질병의 치료에 사용되는 약으로서 일종의 기적의 약처럼 다양한 질병에 사용되어 왔다. 그런데 이런 항생제가 적잖은 문제를 일으키는 원인은 무엇일까?

첫 번째, 면역력 파괴다. 우리 주변에 떠도는 세균이나 바이러스는 애초에 원천봉쇄가 불가능하다. 어떤 면에서 자연과 세균은 하나이며 서로가 서로를 돕는다. 심지어 우리 몸 안에도 좋은 세균과 나쁜 세균이 공존하며 살아간다. 피부와 입, 코 같은 외부의 기관뿐만 아니라 소화기에 살고 있는 세균들은 우리의 소화기관을 도와 음식물을 분해하고, 그것들을 유용한 영양소로 변화시킨다. 또한 장기들이 영양분을 흡수하여 혈액을 통해 순환될 수 있도록 돕는다.

반면 질병을 일으키는 나쁜 세균도 있다. 이런 세균은 외부로부터 유입되어 몸 안에 잠복해 있다가 인체의 면역력이 약해지면서 질병을 일으킨다.

그러나 이 또한 반드시 부정적인 현상만은 아니다. 운동선수가 훈련을 통해 강해지듯이, 인체도 세균과 싸우면서 면역력이 강해지기 때문이다. 실제로 위생적인 아파트에 갇혀 자란 아이들보다는 자연에서 흙을 만지고 노는 아이들이 면역력이 훨씬 강하다. 흙을 만지며 흙 속의 여러 세균과 접촉하면서 그 세균에 대해 면역력이 생긴 것이다.

마찬가지로 우리 인체 내부도 세균을 무조건 적대시하기보다는 함께 어울리며 강한 면역력을 키워야 한다.

그러나 여기에 항생제가 꾸준하게 끼어들면 문제가 생긴다. 무분별한 항생제 투여가 결과적으로 우리 몸의 면역력을 약화시키는 결과를 낳는 것이다.

일단 항생제는 우리 몸에 들어오면 세균과 인체 면역력의 싸움 자체를 일어나지 않게 만든다. 다시 말해 세균을 접촉할 기회를 애초에 차단해 면역력을 약하게 만드는 것이다. 질병을 유발하는 나쁜 세균만 없애는 것이 아니라 좋은 세균과 정상 세포까지 모두 죽여 버리는 것도 문제다. 이런 이유들로 인해 항생제 남용은 필연적으로 면역력 저하로 이어질 수밖에 없으며, 이렇게 면역력이 저하되면 질병이 더 쉽게 발생하니 더 강한 항생제를 필요로 하고, 반대로 인체는 점점 더 허약해지게 된다.

둘째, 세균의 내성도 무서운 문제다. 항생제를 계속 사용하면 체내에는 그 항생제에 내성을 갖는 새로운 세균이 변종해 더 심한 감염을 일으키는 균교대증으로 발전한다. 이로써 평소에 항생제를 과용하면 내성균이 생겨 정작 항생제를 꼭 써야 하는 위급한 상황에는 효과를 보지 못하는 상황이 벌어지게 된다.

셋째, 항생제 남용이 점점 더 강한 세균을 탄생시킨다는 점도 문제다. 현재까지 개발된 항생제로는 없애지 못하는 슈퍼박테리아를 보자.

슈퍼박테리아는 일단 감염되면 불과 몇 시간 만에 사람의 목숨을 앗아가는 치명적인 세균으로서, 2007년 미국의 질병통제예방센터 실태조사 논문에 의하면 슈퍼박테리아로 인한 사망자가 에이즈 환자 보다 많다고 한다. 이에 의학자들은 지나친 항생제의 사용이 항생제가 듣지 않는 슈퍼박테리아가 창궐하게 만들었다고 지적하면서, 항생제 남용을 해결하지 않으면 인류는 더 큰 위험에 직면할 것이라고 경고했다.

그렇다면 우리나라 사람들은 과연 이런 항생제 남용에 대해 얼마나 잘 알고 있을까?

우리나라의 항생제 사용 빈도와 양은 굉장히 높은 편이다. 건강보험심사평가원의 2004년 보고에 따르면, 소아과의

62.6%, 이비인후과의 61.3%가 감기에 항생제를 사용했다. 게다가 감기 후유증이나 합병증이 발생하면 항생제 사용 기간은 더 늘어난다. 요즘 아이들은 감기와 비염, 중이염 같은 질병이 잦으며, 1년에 몇 달씩 약을 먹는다. 이 모두 항생제의 과용으로 면역력이 떨어진 결과이다.

그러나 여기서 우리가 알아야 할 중요한 사실이 있다. 항생제는 감기 바이러스 자체에는 영향을 미치지 않는 세균용 약으로서 세균을 없애줄 뿐 감기 등의 바이러스 질환에는 큰 효과가 없다는 점이다. 그럼에도 우리나라 병원들은 감기에 항생제 사용률이 매우 높은데, 이것이 중이염, 비염 등의 감기 합병증을 예방한다고 생각하기 때문이다.

우리가 항생제 공화국에 사는 한 우리는 기본적으로 우리 몸의 면역 체계를 강하게 만들 기회를 잃어버리는 셈이다. 잃어버린 면역력을 다시 키우기 위해서는, 우리가 일상적으로 사용하는 항생제에 대해 다시 한 번 재고하고 짚고 넘어가는 꼼꼼함이 반드시 필요할 것이다.

주사가 약보다 효과가 좋다?

감기에 걸렸을 때 병원에 가면 적잖은 경우 엉덩이 주사를 맞는다. 이 때 대표적으로 쓰이는 주사제는 마이신 계열의 항생제와 소염진통제이다. 그렇다면 굳이 약이 아닌 주사로 맞는 이유는 무엇일까? 약만으로도 충분하지 않을까?

의사들이 주사 처방에 호의적인 이유 중에 하나는 많은 환자들이 주사를 맞으면 훨씬 효과가 좋다고 말하기 때문이다. 이는 약의 경우 위로 들어가 몸에 흡수되는 데 1~2시간이 걸리는 반면 주사는 30분 이내로 효과가 즉시 나타나기 때문으로 보인다. 즉 주사는 약보다 효과가 '좋은 것'이 아니라, 효과가 '빠른 것'뿐이다.

나아가 주사를 맞으나 약을 먹으나 효과의 지속 시간에도 큰 차이가 없는 것으로 밝혀졌다. 즉 주사를 맞으면 약보다 좋은 이유는 딱 하나, '주사 한 방이면 감기는 달아난다'는 믿음이 주는 플라시보 효과 뿐이다.

천연은 안전하다?

요즘 많은 제품들이 천연추출물 혹은 무방부제 같은 환경 친화적인 타이틀을 걸고 나온다. 그 범위도 다양해서 가공식품은 물론, 화장품, 나아가 약제에서도 천연 제품이 인기다.

그간 화학 성분의 유해성에 불편함을 느껴왔던 소비자들로서는 천연추출물들은 당연히 인체에 유해하지 않을 것이라 생각하는 경향이 크다. 하지만 음식물이건 화장품이건 약제이건 천연, 무방부제 제품들 중 1년이 넘는 유통기한을 갖는 제품들이 다수 있다는 점은 의아하다.

또한 천연 제품의 정의가, 모든 성분이 화학적 가공을 거치지 않은 천연 그대로의 물질로만 이루어진 제품인지, 혹은 단순히 원료만 천연에서 추출하고 화학적 가공을 한 것인지, 혹은 천연 그대로의 물질이 어쨌거나 들어가 있으면 천연제품인지 그 기준이 애매한 것도 문제이다.

예를 들어 GSE(Grapefruit seed extract)라고 불리는 자몽 추출물이 들어간 제품들을 보자. 자몽 추출물은 흔히 천연 방부제로 널리 사용되고 있지만, 한 실험에 따르면 자몽 추출물이 들어간 여섯 제품을 테스트한 결과 다섯 제품에 방부 효과가 있었는데, 이는 1~3개의 다른 방부제가 들어간 것으로 나타났다. 또한 나머지 한 제품은 다른 방부제는 들어가 있지 않았으나, 방부 효과는 없는 것으로 나타났다. 즉 순수한 자몽 추출물은 방부 효과가 없는 셈이다.

약이나 영양제에서도 마찬가지이다. 일반적으로 천연 성분은 안전하다고 생각하지만 최근 구미와 중국이나 인도에서 수입한 천연 성분으로 만든 약이나 영양제에 판매 금지 조치를 내린 일이 있었다. 천연 재료 재배 시에 다량 살포되는 농약과 재배 과정에서 흡수하게 되는 중금속, 유통 과정에서 살포되는 방부제 등의 문제였다. 식물 자체는 효과가 훌륭할지 몰라도 그것을 재배하고 채취하고 가공하는 과정에서 치명적인 독성 물질이 배합되는 것이다.

나아가 생약이 잘못 배합되어 사고를 일으키는 경우도 있다. 간염에 좋다고 알려진 울금의 경우 일본의 많은 C형 간염 환자들이 울금 제품을 섭취했다가 간염이 악화되는 소동을 겪었다. 이는 제품에 표기되지 않았으나 공정 시 다량으로 혼합된 미네랄 때문이었다.

영양제에서도 비슷한 상황이 벌어진 적이 있다. 일전에 수입된 모 비타민 C 제품의 경우 천연 비타민을 전면에 내세웠으나 알고 보니 일반 비타민 C 원료에 천연 과일 가루를 섞은 것에 불과했다.

물론 어떤 제품을 사용하건, 어떤 영양제를 먹건 되도록 자연에 가까워지려는 현대인들의 심리 상태는 이해할 만한 것이다. 특히 화학 제재의 위험이 난무하는 상황에서 천연 제품의 가치는 하루가 갈수록 급상승하고 있다.

하지만 천연 성분으로 만들어진 약제라거나 영양제라고 무조건 안심할 수 있다고 생각하는 것은 오산이다. 물론 개중에는 '진짜 천연'이라고 할 만큼 정성을 기울여 만든 제품도 분명히 있을 것이다. 하지만 적지 않은 상품들이 '천연 상술'을 이용해 소비자들을 현혹하고 있는 만큼 과연 해당 천연 제품은 과연 신빙성이 있는지, 아니면 무늬만 천연인지를 구별하는 안목 또한 높여야 한다.

아하! 그렇구나 [모르고 있던 진실 17]

천연 추출 성분은 안전한가?

질병 치료를 위해 과일이나 곡식, 채소 등에서 유익한 성분들만 추출한 약이나 영양제를 복용하는 경우가 있다. 그러나 콩의 이소플라본이나 석류의 에스트로겐 등 특정 성분이 유익하다고 그것만 별도로 추출한 제품을 섭취하는 것은 아무리 천연이라고 해도 완벽하지 않다.

가공하지 않은 진짜 천연 음식이 건강에 좋은 이유는 그 음식에 들어 있는 다양한 성분들이 상호 작용을 일으켜 좋은 시너지를 만들어내기 때문일 뿐, 어떤 특정 성분 하나 때문이라고 볼 수 없기 때문이다.

또한 아무리 천연 성분이라도 추출하여 영양제를 만드는 과정에서 다량의 화학 처리를 하고 합성 화학 물질을 첨가하게 되면 그 영양 가치가 손실되게 마련이다.

온 가족이 사계절 같은 영양제를 먹는다?

예전에는 영양제를 특수한 이들만 먹었다. 병을 앓는 환자나 폐경기의 여성, 빈혈 증세를 앓는 임산부 등이 영양제의 주 소비 대상이었다.

최근 젊은층들 사이에도 영양제 열풍은 거세다. 연인과 친구, 동료 사이에 영양제를 선물하는 경우가 있는가 하면, 대표적인 영양제인 비타민 C의 경우 과립형부터 음료형까지 다양한 형태로 출시되고 있다. 실로 요즘은 가정뿐만 아니라 직장 테이블에도 영양제 하나 두지 않은 경우가 드물 정도이다.

그런데 이상한 것은 사람들이 너도 나도 비슷한 영양제를 먹고 있다는 점이다. 미네랄이 건강에 중요하다는 언론의 보도가 나가면 다들 미네랄을 섭취하고, 종합 영양제가 영양제로서 훌륭하다는 기사가 나가면 모두들 약국에 가서 종합 영양제만 찾는다. 그러고 보면 영양제에도 유행이 있는 모양이다.

그러나 영양제를 제대로 먹기 위해서는 한 가지 중요한 사실을 알아둘 필요가 있다. 영양제는 약이 아니라 음식물로 미처 섭취하지 못한 영양소를 보충해주는 데 목적이 있다는 점이다.

즉 내게 가장 필요하고 적합한 영양제란 성별과 연령, 키와 체형에 따른 개인 맞춤영양제다. 약국에 가서 대표적인 영양제를 구입해서 섭취한다고 모두에게 도움이 되지는 않는다는 의미이다.

한 예로 남녀의 차이를 보자. 남녀는 필요한 칼로리가 다를 뿐더러 여성 호르몬 등의 특수성으로 인해 섭취하는 영양소에도 차이가 있다. 연령에서도 마찬가지이다. 청소년기에 섭취해야 할 영양소와 노인이 섭취해야 할 영양소는 엄연히 다르다.

직업에서도 비슷한 상황이 벌어진다. 앉아서 일하는 직업인지, 몸을 과도하게 움직이는 직업인지에 따라 필요 영양소가 다를 수밖에 없다. 또한 식습관, 음주와 흡연 여부, 운동량에 따라서도 섭취해야 할 영양소가 달라진다. 이를테면 아침 결식이 잦거나, 불규칙한 식사습관을 가졌을 때, 야근 때문에 과로한다거나, 음주와 회식이 잦는다거나 할 때 각자 필요한 영양소를 꼼꼼히 따져봐야 한다.

이런 면에서 영양제 맞춤은 가장 적은 영양제로 최고의 효율을 낼 수 있는 방법인데 최근에는 영양제를 적절히 선별해주는 영양제 맞춤에 대한 전문가들이 등장하고 있어서 큰 도움이 되고 있다.

특히 영양제 전문가들이 '온 가족에게 적합한 영양제'란 없다고 강조한다는 점도 주목할 만 하다. 가족 구성원마다 성별과 연령에 따라 필요한 영양소가 다르기 때문이다. 나아가 중요한 것이 또 하나 있다. 바로 계절별 영양소의 섭취이다.

영양제 선택시 알아두면 좋은 정보

구 분	하 절 기	동 절 기
환경의 변화 요인	무력증상 증가 수면 부족 현상 혈압의 저하 자외선 지나친 수분 배출 냉방으로 인한 자율신경 이상 음료 섭취 증가 입맛 상실로 인한 칼로리 저하	일조량의 저하 혈압 상승 호흡기 질환 교감신경 흥분 운동 부족 실내 거주 시간 증가 칼로리 증가 섬유질 식품 섭취 저하
필요 영양소들	유산균 미네랄 비타민 C 아미노산 베타카로틴 비타민 B 코엔자임	효소 비타민 E 비타민 D 비타민 A 식이섬유 칼슘 오메가 - 3

봄과 가을의 경우는 일정한 기온에 자연식품 생산량도 월등한 만큼 노력만 하면 충분한 영양소를 섭취할 수 있지만, 날씨가 추운 동절기나 하절기의 경우는 절기 식품 섭취가 쉽지 않고 온도의 지나친 하강이나 상승으로 인한 다양한 질병이 발생할 수 있는 시기이다. 따라서 영양제 선택에도 다음과 같은 주의가 요구된다.

아하! 그렇구나　모르고 있던 진실 18

영양제에도 부작용이 있다

영양제는 많이 먹어도 부작용이 없다고 생각하는 경우가 흔하지만, 이는 사실이 아니다. 체내에 과다 흡수된 영양소가 다른 영양소와 균형을 이루지 못해 문제를 일으키는 경우도 있기 때문이다.

한 예로 철분의 경우 성인 남성과 폐경 이후의 여성은 10mg 이하, 청소년이나 폐경 이전의 성인 여성은 10~20mg, 임신부나 빈혈 환자는 20~45mg 섭취할 것을 권장한다. 이때 철분 함량이 높은 영양제의 경우는 임산부나 빈혈 환자, 폐경 이전의 성인 여성에게는 적합할지 모르나 노인들과 성인 남성에게는 심장병이나 당뇨병을 증가시킬 수 있다.

미네랄 역시 과다 복용하면 좋지 않다. 대표적인 미네랄인 칼슘은 과다 섭취하면 고칼슘혈증을 일으킨다.

마그네슘 또한 꼭 필요한 물질이지만 지나치게 섭취하면 설사를 유발하고 신기능 이상 환자에게는 특히 위험하다. 칼륨 역시 과다 섭취하면 신부전환자에게 치명적일 수 있다. 아연 역시 과잉 섭취할 경우 구리 결핍을 불러온다.

영양제는 유명한 것을 고르면 된다?

최근 홈쇼핑 광고를 보면 옷이나 음식, 가전제품뿐만 아니라 영양제까지도 판매하는 것을 볼 수 있다. 홈쇼핑의 속성이 그렇지만, 막상 제품 설명을 듣다 보면 '저걸 구입하면 우리 가족에게 도움이 되겠구나' 하는 생각이 들 수밖에 없다.

뿐만이 아니다. 인터넷이나 신문만 봐도 마치 그 효과가 증명된 것처럼 제품을 홍보하는 기사들이 한둘이 아니다.

가히 정보의 홍수 시대라고 할 만큼 영양제 시장도 미디어의 홍수 속에서 그 효능을 판별하기가 어려워졌다.

상황이 이러하니 막상 영양제를 구입할 때도 이리 저리 휩쓸리고, 구입하고 나서는 '그저 몸에 좋겠거니' 믿고 먹는 것이 전부다. 식탁 위에는 좋다는 소문 믿고 산 영양제가 잔뜩 쌓여 있다. 그러나 이 모두가 정말로 가족의 건강에 도움이 될지는 미지수다.

영양제에 대한 중대한 오해 중에 하나는 '무엇이건 영양제를 먹으면 도움이 된다'이다. 하지만 앞서도 지적했듯이 영양제의 존재 이유는 개인별 영양 상태가 다른 만큼 각자에게 부족한 영양소를 섭취하기 위해서다.

따라서 영양제를 고를 때는 인터넷이나 홈쇼핑, 한 사람의 체험에 의한 적극적인 권유가 아닌 다음의 정보 매체를 참고할 필요가 있다.

- 공신력 있는 정부 기관, 공공 기관, 전문가 집단의 정보인가 확인
- 무턱대고 좋다는 식의 설명이 아닌 정확한 수치를 그래프나 통계로 발표한 정보인가
- 방송과 신문보다는 한 주제에 대해 깊이 다룬 서적 정보가 있는가
- 주력 주제에 대한 통합적인 리뷰와 분석이 담긴 정보인가

실로 영양제 광고들은 제품을 자칫 잘못 선택하게 만드는 주원인이 된다. 일단 광고만 하면 그 제품의 구입량이 한층 증가하는 것만 봐도 잘 알 수 있다.

이를테면 여성에게 필요한 영양제를 남성이 복용하거나, 간에 문제가 있는 사람이 과다복용 시 간을 망가뜨리는 제품을 복용하는 경우도 흔하다.

물론 영양제의 효과는 오랫동안 인정되어온 것이며, 영양불균형 상태로 살아가는 현대인으로서 영양제를 등한시하는 것은 쉽지 않은 일이다.

만일 지금부터 영양제를 섭취하기로 마음 먹었다면 다음의 몇 가지를 반드시 기억하도록 하자.

기본이 되는 멀티비타민 제품을 고르자

멀티 비타민이란 현대의 식생활에서 부족해지기 쉬운 미네랄과 비타민을 함께 포함한 제품을 뜻하며 흔히 MVM이라고 칭한다. 이 제품의 경우 미네랄과 비타민 함량이 조금씩 다를 수 있는데 가장 적합한 것은 23가지 비타민과 18종 이상의 미네랄을 함유한 제품이다.

이때 권장섭취량을 목표로 하되 연령과 성별에 따라 자신에게 맞는 제품을 골라야 한다. 한 예로 철분 함량에 따라 임산부용, 청소년용, 여성용, 남성용으로 나눌 수 있다.

나머지 물질은 필요에 따라 섭취한다

영양제는 기본이 되는 비타민과 미네랄 외에도 오메가-3이나 그린티 엑스, 은행잎 성분, 유산균, 식이요법, 밀크시슬, 엔자임 등이 존재한다.

이 생리활성성분들을 각자의 건강 상태에 따라 섭취하는 것이 중요한데 한 예로 혈액순환이나 혈압 문제, 고지혈증인 경우에는 오메가-3나 은행잎 성분이 유효하며, 간이 안 좋은 경우는 밀크시슬, 심장이 약할 경우에는 엔자임 등이 도움이 된다.

생산 안전성을 고려한다

최근 홈쇼핑이나 인터넷 쇼핑몰 등에서 저렴한 가격으로 등장하는 기획상품들이 있다. 이런 상품들은 다른 상품들과 마찬가지로 OEM 주문자 생산으로 만들어지는 경우가 많다. 옷이나 가전제품과 같은 상품군들도 OEM의 경우 책임 소재 문제로 품질이 떨어지는 경우가 많은데, 하물며 체내에 직접 영향을 미치는 영양제는 어떻겠는가?

따라서 되도록 OEM 제품은 피하고, 만일 꼭 선택해야 한다면 회사의 신뢰도를 고려해 생산 안전성이 확보된 제품만을 구입하자.

전문가의 의견과 정확한 정보를 참고하자

수많은 영양제 광고들을 보면 알겠지만 영양제 홍보 문구들은 다양한 말들로 소비자들을 유혹한다. 이런 상황에서 정확한 정보를 가려내기는 쉽지 않은 일이다. 이는 효능이 검증되지 않은 영양제를 파는 회사들뿐만 아니라 대형 제약사의 경우도 마찬가지이다.

따라서 영양제를 고를 때는 해당 영양제에 대해 정확한 분석을 제공하는 공신력 있는 정보나 자신의 건강상태나 식생활 습관에 따라 어떤 영양소를 보충해야 할지를 가장 잘 알려줄 수 있는 전문가를 찾는 것이 큰 도움이 된다.

아하! 그렇구나 모르고 있던 진실 19

화식보다 생식이 가장 훌륭한 영양제?

우리나라는 불에 조리해 익혀 먹는 화식 습관이 대표적으로 자리 잡은 나라이다. 익힌 음식은 먹기도 편할뿐더러 풍미도 좋아진다. 그러나 화식만으로 식습관을 이어가다가는 위험할 수 있다.

영양학계의 석학인 미국의 포틴저 박사는 1940년 고양이 900마리를 5그룹으로 나누어 4세대에 이르기까지 각각 다른 종류의 음식을 공급했다. 제1그룹은 생고기, 제2그룹은 생우유, 제3그룹은 저온 살균 우유, 제 4그룹은 생우유로 만든 전지분유, 제 5그룹은 농축우유였다. 결과는 어땠을까?

날것을 먹은 1그룹과 2그룹은 건강하게 살며 4세대까지 무병 장수했다. 반면 가공된 우유만 먹은 3,4,5그룹의 첫 세대 고양이들은 말년에 모두 병으로 죽었고, 2세대들은 중년에 병에 걸렸으며, 3세대는 아예 새끼 때 시름시름 앓다가 죽었다.

이것이 바로 생식과 가공식의 차이이다. 가능한 한 생식을 유지하는 것은 화식으로 인한 영양 파괴가 적고 풍부한 효소와 비타민, 섬유질 등을 그대로 섭취할 수 있다는 점에서 그 어떤 영양제를 먹는 것보다 큰 도움이 될 뿐 아니라, 화식의 절반은 죽은 음식을 먹는 것이라면, 생식은 생명 에너지를 먹는 것과 다르지 않다.

다만 우리의 문화에서 생식만을 고집할 수만은 없다. 더구나 인체의 자연치유력 향상에 도움이 되는 *파이토케미컬들은 분자 구조가 복잡하고 단단하여 생으로 먹었을 때는 흡수율이 매우 떨어진다. 따라서 음식의 풍미도 즐길 수 있고, 균형 잡힌 영양 섭취를 위해서라면 생식 대 화식의 비율을 50:50 으로 할 것을 권한다. 생식일 때의 득과 실, 화식일 때의 득과 실이 상호 보완 효과를 얻을 수 있기 때문이다.

파이토케미컬(phytochemical) 이란 :

식물 속에 들어 있는 화학물질로 식물 자체에서는 경쟁 식물의 생장을 방해하거나, 각종 미생물·해충 등으로부터 자신의 몸을 보호하는 역할 등을 한다. 또 사람의 몸에 들어가면 항산화물질이나 세포 손상을 억제하는 작용을 해 건강을 유지시켜 주기도 하는데, 버드나무 껍질에서 추출한 아스피린, 말라리아 특효약 퀴닌, 발암물질 생성을 억제하는 페놀과 타닌 등이 대표적이다.

[출처] 두산백과

4장

우리 몸을
병들게 하는
영양 불균형,
누구 탓인가?

좋은 것을 많이 먹으면 충분한 영양소를 섭취할 수 있다?

현대인들의 건강의식이 점차 높아지고 있다고 말한다. 하지만 이에 대해 일부 전문가들은 부정적인 견해를 내놓는다. 현대인들이 건강에 관심이 많아진 것은 사실이지만, 이로 인해 점점 더 건강해지고 있는가와는 별개의 문제라는 것이다.

많은 이들이 유기농 자연식품으로 식탁을 차리고 있는 이 상황에서도, 한국인의 약 41%가 영양불균형에 시달린다는 사실을 아는가?

보건복지부가 조사한 자료에 따르면, 생활수준이 현저하게 향상되었음에도 한국인의 40.8%는 잘못된 식생활로 영양을 과잉 섭취하거나 부족하게 섭취하고 있는 것으로 나타났다. 더 큰 문제는 과거에는 못 먹어서 생기는 영양 결핍이 많았다면, 지금은 영양 상태가 좋아졌음에도 영양불균형 상태가 개선되지 않고 있다는 점이다.

영양 과잉도 영양불균형의 일종이다. 이를테면 지방을 과잉 섭취하면 고콜레스테롤 혈증, 고혈압, 심혈관 질환 등을 불러온다.

부족한 것도 문제다. 한 예로 꼭 필요한 영양소인 칼슘과 인이 부족하면 골다공증, 뼈 강도 약화가 발생한다. 하루 세 끼를 잘 먹어도 제대로 된 영양 균형 상태를 이루기 힘든 요즘, 과연 무엇이 우리의 영양 상태를 들쑥날쑥하게 만들고 있는 걸까?

영양불균형의 원인은 여러 가지지만, 대표적으로 잘못된 식습관에서 시작된다. 우리가 흔히 먹는 편의점의 대표 음식, 삼각김밥과 컵라면을 보자. 이 궁합은 가격도 싸고 든든해서 사람들이 많이 찾는다.

그러나 이 든든하고 간편한 음식이 영양학적으로는 '꽝'이라는 사실을 아는가? 삼각김밥의 경우 영양 구성이 탄수화물에 치우쳐 있고 속 재료도 비타민과 무기질이 부족하다. 거기에다 컵라면까지 먹게 되면 나트륨 과잉까지 겹치게 된다. 또한 마트에는 다양한 음식 재료들이 풍성하게 있으나 정작 우리 집 식탁에는 가족들이 좋아하는 음식들만 배불리 먹는 극단적 편식을 하고 있기도 하다.

다이어트를 한다고 무작정 식사량을 줄이거나 원푸드 다이어트에 몰두하는 경우도 문제다. 이럴 경우 철, 칼슘, 아연 같은 '미네랄 3총사'가 부족해질뿐더러 단백질 부족으로 인한 근육량 저하로 쉽게 요요현상이 발생하게 된다.

또한 입맛을 잃은 노인들이나 서구식 식생활에 길들여진 어린이의 편식 등, 지금 한국은 시간이 흐를수록 영양불균형의 천국이 되어가고 있다. 바쁜 생활에 쫓겨 대충 때우는 한 끼, 느슨한 식생활 관리, 인스턴트를 부추기는 식문화 등이 영양불균형을 초래하고 있는 셈이다.

이를 극복하기 위해서는 우선 우리에게 부족한 영양소가 뭔지를 알아야 한다. 우리나라 사람들에게 부족한 영양소를 종류별로 보면, 단백질과 철분, 그리고 칼슘의 경우는 권장량의 84%, 비타민A는 62%만 섭취하고 있다.

반드시 필요한 미네랄이나 몸에 좋은 유산균, 플로라균 등 세부적인 영양소들의 결핍 양상도 뚜렷했다.

영양불균형을 개선하기 위해서는 '많이 먹기만 하면 충분한 영양을 섭취할 수 있다' 는 믿음을 버리고 식습관을 개선하겠다는 의지가 필요하다. 편식을 줄이고 필요하다면 부족한 영양 균형에 한해 기능식품의 도움을 받을 필요도 있다.

하루 일정은 꼼꼼하게 짜고 가계부는 토씨 하나 놓치지 않으면서, 막상 자신의 몸에 필요한 영양소에 대한 점검은 소홀하다는 것은 왠지 모순이라고 생각지 않는가?

아하! 그렇구나 _{모르고 있던 진실 20}

영양소와 생활습관에 대한 진실

- 노인들 대부분은 비타민 D가 결핍되어 있다. 매일 햇볕을 충분히 쬐는 것만으로 결핍을 상당 부분 해소할 수 있다.
- 한국인 절반은 칼슘을 권장량의 반밖에 섭취하지 못하고 있다.
- 마가린은 버터보다 건강에 훨씬 해롭다.
- 인공감미료를 먹는 사람은 자신도 모르게 지방을 평균 11% 더 섭취한다.
- 몸이 잘 부을수록 물을 많이 마셔라. 하루 8잔의 물은 몸 안의 과도한 나트륨을 제거하는 가장 손쉬운 방법이다.
- 치약의 일부 성분이 과민성 대장염, 궤양성 장염을 일으킬 수 있다. 이를 닦은 후 입 안을 더욱 깨끗이 씻어야 한다.
- 흡연자의 평균수명은 비흡연자보다 7년 낮다고 알려져 있지만, 최근 연구결과에 따르면 그 차이가 무려 18년이라고 한다.
- 고단백 식이요법을 할 때는 반드시 비타민B를 보충해줘야 한다.

몸에 힘이 없으면 단백질을 많이 섭취하라?

『제3의 물결』을 쓴 탁월한 미래학자 앨빈 토플러가 한 유명한 말을 되짚어보자. 그는 21세기에는 전 세계가 '제 3의 맛'으로 옮겨갈 것이라고 예견한 바 있다. 그가 말한 제 1의 맛은 소금의 맛이요, 제 2의 맛은 양념의 맛인데, 그렇다면 제 3의 맛은 무엇일까?

앨빈 토플러는 이를 '발효의 맛'이라고 했다. 아직까지도 세계는 제 2의 맛인 양념 맛에 머물러 있는 듯하다. 하지만 지금 전 세계에 불고 있는 발효식품 열풍으로 볼 때, 앞으로는 제 3의 맛인 발효식품이 세계의 음식으로 자리 잡게 될 것이 자명해 보인다.

발효식품 개발의 역사는 아주 오랜 것으로 먹거리의 맛과 물성을 향상시키고 저장성을 증진시키기 위한 인류의 식품가공 지혜라고 할 수 있다.

기원전 6,000년부터 맥주 제조에 효모가 이용되는가 하면, 치즈를 만들 때는 곰팡이, 식초를 만들 때는 초산균이 이용되었다. 그런가 하면 세계를 통틀어 가장 오랜 발효의 역사와 전통을 가진 민족을 들자면 단연 우리 한민족이다. 한국인들 역시 오래전부터 발효식품을 개발해 다양한 향과 함께 건강을 누려왔다. 장, 김치, 젓갈, 식초, 식혜, 술 등이 그것이다.

발효음식은 처음에는 음식을 오래 저장하거나 보존하기 위해 만들어졌다. 그런데 음식을 발효시키자 영양소가 분해되어 소화되기 쉬운 상태가 되고, 저장성과 맛이 향상되고 우리 몸에 유익한 균이 만들어지는 사실이 밝혀졌다. 모든 건강이 음식에서 비롯된다는 사실로 볼 때, 발효는 그야말로 가공할 만한 발명품이 아닐 수 없다.

발효의 신비는 현대인 지금까지도 그 힘을 발휘하고 있다. 발효식품의 기능을 과학적으로 해석해 발효를 이용한 식품들은 물론, 이를 응용한 여러 기능식품, 보조제, 화장품까지 속속 등장하고 있기 때문이다.

발효 식품의 천국은 아무래도 한국을 포함한 동양이다. 몇 년 전 미국 상원 영양문제특별위원회에서 이례적이고 흥미로운 조사 결과를 발표한 적이 있다. 미국에 이민을 와서 정착한 한국인과 일본인의 식습관을 조사한 결과, 미국식으로 바꾼 사람들의 암 발병률이 미국인 수준으로 높아진 것이다.

반대로 일본 또는 한국의 식습관을 고수하는 이민자들의 암 발병률은 매우 낮게 나타났다. 이후 미국과 유럽 의학계에서는 어째서 이러한 결과가 나왔는지 아시아인의 식사법에 대한 연구를 시작했고, 그 결과 아시아 전역에 걸쳐 넓은 문화권과 전통을 갖춘 발효식품에 주목하게 되었다. 그렇다면 발효식품이 우리 몸에 좋은 가장 큰 이유는 무엇일까?

다시 본 질문으로 돌아와 단백질 이야기부터 해보자. 흔히 우리는 몸에 힘이 없으면 고기 등 단백질 음식을 충분히 섭취해야 한다고 말한다. 물론 고단백 저칼로리 식사는 스테미너를 강화해 몸의 근력을 키워준다. 하지만 단백질도 그것을 신체와 연결시켜주는 한 가지 주요 영양소의 도움을 받지 않고는 제 기능을 할 수 없다. 그 주인공은 바로 효소이다.

효소란, 음식물의 소화 및 인체의 생명 유지에 가장 중요한 역할을 담당하는 단백질로서 크게 식품효소, 대사효소, 소화효소로 나뉘며, 다양한 음식물을 영양소로 분해하고 흡수되는 것을 도와 각종 대사 작용 속도를 정상적으로 만들어주는 물질로서 '생명의 촉매', 나아가 우리 '몸의 충전지' 라고 불린다.

효소의 역할을 좀 더 상세히 보면 첫째, 우리가 음식물을 통해 얻는 영양소를 작게 분해해 간이나 근육에 저장하고 새로운 조직, 신경세포, 뼈, 피부, 선조직 등을 만들어낸다. 우리 몸의 모든 생화학을 담당하므로 즉 비타민도 미네랄도 호르몬도 이 효소 없이는 아무 기능도 할 수 없다.

둘째, 효소는 소화를 왕성하게 도와 우리 몸의 독소를 제거한다. 몸 안으로 들어온 음식물이 잘 소화되도록 해서 면역력의 중심이라고 할 수 있는 대장과 신장과 폐, 피부에는 쌓이는 독소를 제거하는 것이다. 즉 효소가 없다면 우리 몸은 한 순간도 생명을 유지할 수 없으며 효소가 부족하거나 상실될 경우 우리 몸의 면역 기능이 급격히 저하되며 각종 현대병들이 발생할 위험이 높아지게 된다.

많은 전문가들이 발효 식품을 칭찬하는 이유 중에 하나는 발효 식품에 풍부한 효소가 들어 있기 때문이다. 인체 효소의 중요성은 몇 번을 강조해도 부족함이 없으나, 현대의 식생활은 효소의 과잉 소비와 섭취 부족으로 인해 효소 부족에 빠지기 쉽다. 그런데 발효식품은 발효를 일으키는 효모에 풍부한 효소가 들어있어 인체 효소를 보충해주고 유익한 유산균이 장내의 세균 균형을 유지시켜 주게 된다. 흔히 '발효식품 = 건강에 좋다'는 등식이 성립되어 있는 것도 발효 식품이 곧바로 효소 식품이기 때문이다.

따라서 스태미너를 증강시키기 위해 단백질 섭취에 신경 쓰고 있다면, 동시에 발효식품과 야채 등 효소가 풍부한 음식 섭취에도 신경 써야 한다. 인체는 몇 가지 영양소만 충족한다고 건강을 유지할 수 있는 것이 아닌 만큼 식습관을 두루두루 살펴야 하는 것이다.

발효식품이 현대병과 비만을 예방한다

이웃나라 일본은 발효식품이 인기다. 그중에서도 가장 인기 있는 식품은 우리의 생청국장과 비슷한 낫토이다. 일본에서는 이 낫토를 끈적끈적한 실이 생기도록 잘 떠서 메추리알 노른자와 함께 비벼서 거의 매일 먹는다. 간장에 버무려 먹거나 김말이, 생선회에도 곁들여 즐긴다. 최근에는 낫토에서 '낫토키나제'라는 효소를 추출해 만든 건강 기능식품도 혈전 용해에 효과가 뛰어나서 큰 인기를 끌고 있다.

요구르트를 먹으면 체내 지방 연소가 활성화된다는 연구결과도 있다. 미 테네시대학 영양학과 마이클 젬멜 교수팀이 비만 성인에게 저칼로리 식사의 일환으로 하루 3잔의 무지방 요구르트를 마시게 하자, 단순한 저칼로리 식사에 칼슘 섭취량을 늘리지 않은 사람보다 몸무게는 22%, 체지방은 61%나 더 빠졌다. 또한 비섭취자에 비해 위 주변의 비만도 81%나 더 감소한 것으로 나타났다. 건강한 비만 성인 34명에게도 칼슘을 함유한 하루 3잔의 무지방 요구르트를 먹이자 훨씬 더 좋은 결과가 나왔다.

이에 젬멜 교수는 "체중 감소는 물론 근육을 유지하는 데도 2배나 효과적"인 음식인 만큼, 근육 아닌 지방만 빼는 다이어트를 하고자 할 때 반드시 요구르트를 섭취하라고 권했다.

콜레스테롤 수치는 육식 때문에 올라간다?

최근 심혈관 질환과 뇌졸중 등과 관련해 주목 받고 있는 영양 성분 중에 하나가 콜레스테롤이다. 심혈관 질환과 뇌졸중은 육류 등의 과도한 섭취로 혈중 콜레스테롤 수치가 높아지면서 발생하는 질병으로 알려져 있다.

이 때문에 많은 이들이 콜레스테롤이 다량 포함된 육류는 물론 계란과 오징어, 새우 등을 조심하라고 한다.

그러나 이 식품들에 포함된 콜레스테롤 수치가 실제 혈중 콜레스테롤 수치에 미치는 영향은 아주 미미하다는 사실을 아는 사람은 적다. 또한 이 식품들에는 콜레스테롤 수치를 떨어뜨린다는 베타 시토스테롤 같은 영양 물질도 포함되어 있다. 즉 계란과 새우, 오징어 등을 안 먹는다고 심장병을 예방할 수 있는 것은 아니라는 의미다.

건강한 사람의 콜레스테롤 수치는 150mg/dl 정도로 알려져 있다. 이보다 높은 수치인 200mg/dl 정도라도 평소 큰 질환이 없다면 괜찮지만, 다양한 심혈관 질병을 예방하려면 150mg/dl이 적당하다고 보는 것이다.

그런데 채식 위주로 식단을 짜더라도 우리 몸 스스로 콜레스테롤 수치를 2.5g 정도로 조절한다는 것을 아는가? 이는 해롭다고 알려진 콜레스테롤이 반면 성 호르몬과 스트레스 호르몬을 만들 때 꼭 필요한 생명 유지 물질이기 때문이며, 따라서 이 콜레스테롤이 부족하면 문제가 생기는 만큼, 인체는 간을 통해 적절한 콜레스테롤을 자체적으로 만들어내도록 한다.

한 예로 평소 야채가 풍부한 식생활을 한다고 치자. 하루에 필요한 2.0mg의 콜레스테롤은 어디서 얻어질까? 야채에는 콜레스테롤이 거의 포함되어 있지 않으니 간 스스로 그 전량을 생산하게 된다.

반면 가끔씩 육류를 섭취하게 되면 음식에서 얻는 나머지의 콜레스테롤을 간이 생산하게 된다. 한마디로 우리 간은 체내의 콜레스테롤을 조절하는 최적의 조절 능력을 갖추고 있고, 이 시스템은 쉽사리 붕괴되지 않는다.

나아가 음식을 통해 콜레스테롤을 100mg 섭취한다고 해도 이중에 혈중에 쌓이는 콜레스테롤 양은 4mg 정도에 불과하다. 즉 지나친 육식이라면 문제가 되겠지만 콜레스테롤이 포함되어 있다고 알려졌다는 이유로 영양이 풍부한 계란, 새우 등을 과잉 섭취만 하지 않는다면 기피하는 것은 불필요한 일이라는 뜻이다.

또 하나, 육식이 건강에 무조건 나쁘다는 인식도 문제가 있다. 육식이 오히려 장수의 비결이라는 연구 결과도 있기 때문이다. 일본인은 1947년 이전만 해도 평균 수명이 50세를 넘지 못했다. 하지만 도쿄 올림픽 이후 육류와 유제품의 섭취가 원활해지면서 차츰 평균수명이 증가해 1980년에는 최고 장수 국가로 발돋움했다.

많은 전문가들은 이것을 일본인의 대표적인 사망 원인이었던 뇌졸중이 영양 상태의 개선으로 크게 감소했기 때문이라고 평가한다. 또한 장수 노인들을 70세부터 15년 이상 추적 조사한 한 연구도 고령자의 절반 이상이 육류를 꾸준히 섭취했고, 20%는 거의 매일 육류를 조금씩 섭취한다고 밝히고 있다. 즉 지나친 섭취만 아니면 육류 섭취가 우리 건강에 도움이 된다는 의미이다. 특히 양질의 단백질 공급에는 최적의 식품이다.

그렇다면 콜레스테롤 수치에 연연하는 것은 무의미한 일일까? 그렇지는 않다. 하지만 정말로 콜레스테롤 수치를 조절하고 싶다면, 이제 우리는 다른 곳으로 경계의 시선을 돌려야 한다. 바로 간의 건강 상태이다.

전문가들은 콜레스테롤 수치 문제는 음식 이전에 간의 건강과 밀접한 관련이 있으며 전적으로 간의 문제라고 말한다. 아무리 콜레스테롤이 적은 음식을 먹어도 과로와 과음, 지나친 스트레스 등에 노출되면 간의 기능이 극도로 떨어짐으로써 콜레스테롤 조절 능력이 망가지게 된다. 간은 무리를 하고 있는데 막상 육식을 조심한다고 문제가 해결되겠는가?

특히 간은 한번 망가지면 돌이킬 수 없는 장기이며, 80%가 망가지기 전에는 외부로 표시가 나지 않기 때문에 '침묵의 장기'라고도 불린다. 따라서 간이 망가지지 않도록 생활 전반을 정비하고 밝은 마음을 가져야 한다.

우리 몸의 콜레스테롤이 독으로 변하는 것은 산화되었을 때이다. 산화된 변성 콜레스테롤은 그 수치와 관계없이 혈관을 파괴하고 몸 전반을 산화시킨다. 이처럼 지방이 산화되는 이유는 우리 몸의 항산화 체계가 무너졌기 때문인 만큼, 몸의 면역력을 증대시키는 운동과 식습관도 아주 중요할 것이다.

아하! 그렇구나 <small>모르고 있던 진실 22</small>

모든 질환은 지식으로 설명할 수 없다

질병과 관련해 '어떤 원인이 어떤 질병을 만들어낸다' 는 지식형 설명은 이해도 쉽고 효과적이다. 그러나 모든 질병이 지식으로 설명되는 것은 아니다. 특히 콜레스테롤과 만성 질환과의 사이는 더 그러하다. 지난 몇 십 년간 의사들은 육식이나 지방 섭취로 인한 콜레스테롤이 질병을 불러온다고 말해왔다. 그러나 그 반대의 사례들도 분명히 존재한다. 이를테면 케냐의 마사이족은 사냥으로 식량을 해결한다. 당연히 육식이 주식이며, 혈중 콜레스테롤 수치와 동맥경화증 비율도 높지만, 심장 질환이나 암, 뇌졸중, 당뇨병에 걸린 사람을 찾아보기 어렵다. 미국의 대통령인 아이젠하워는 말년에 콜레스테롤 저하제와 비만 치료제의 약을 복용하며 콜레스테롤 수치를 낮췄지만 결국 심장마비로 사망했다. 이 같은 사례는 우리 주변에서도 흔히 볼 수 있다.

이런 상황에서도 ' 만성 질환의 적 = 콜레스테롤 ' 이라는 공식을 고수할 것인가?

칼로리를 따져서 먹어야 한다?

칼로리란 특정 식품이 산화 연소할 때 발생하는 열량으로서 탄수화물, 단백질, 지방이 대표적인 '열량 영양소' 이다. 폭발 열량계 안에서 완전 연소를 시켜보면 탄수화물은 1g에 약 4kcal를 발생시키고, 단백질은 1g에 약 4kcal, 지방은 1g에 약 9kcal의 열량을 발생하게 된다.

일반적으로 성인 남녀 하루 섭취 권장 칼로리는 남성은 2500 kcal, 여성은 2000kcal로 알려져 있다. 이처럼 칼로리 양이 공개된 이후 웰빙 시대에 걸맞게 하루 먹은 음식의 칼로리를 계산하고, 칼로리를 가진 음식 중에서도 좋은 것만 골라먹는 이들이 많아지고 있다.

그런데 칼로리를 따져서 먹는 방식이 건강에 얼마나 도움이 될지는 사실 별개의 문제다. 칼로리란 음식 자체 내에 포함된 열량, 실험실에서 완전히 태우는 완전연소 시 발생하는 열량이다.

하지만 이 음식물이 우리 몸에서도 이 칼로리를 모두 발생시키는지는 미지수이다. 실험실에서 확실한 화력으로 태울 때와 달리, 각각의 인체는 음식물을 소화하는 능력, 흡수하는 능력, 세포로 이동시키는 능력이 모두 다르기 때문이다. 즉 음식 내 영양소가 가진 잠재열량이 100% 흡수된다는 보장은 없다.

한 예로 인체는 총 60조 개의 세포가 조직을 이루고, 그 조직이 기관을 이루며, 기관과 기관이 상호 보조하는 복잡다단한 유기체이다. 우리가 먹은 음식이 연소되고 흡수되는 과정도 마찬가지이다. 일단 음식물이 들어오면 그 음식은 위장에서 소화를 거쳐 소장으로 흡수되고, 그 흡수된 영양소가 간으로 옮겨가게 된다. 그러면 간은 그중에 독소는 버리고 쓸모 있는 것만 모아서 혈액을 통해 흘려보내고, 그것이 말초 혈관을 거쳐 세포에 도달하게 된다. 이렇게 영양을 축적한 세포는 근육 등을 통해 다시 에너지를 발산시키게 된다.

나아가 막상 세포에 쌓인 영양이 근육으로 에너지를 발생시킬 때도 사람마다 그 정도가 다르다.

근육 내에서 에너지를 발생시키는 것은 미토콘드리아이다. 이 미토콘드리아는 성별마다 개인마다 차이가 있어서 어떤 이들은 500개를 가지고 있는가 하면, 어떤 이는 1000개를 가지고 있다. 이 차이에 따라 흡수된 음식물이 칼로리를 발생시키는 정도도 달라진다.

이뿐만이 아니다. 근육에서 에너지를 발생시킬 때 영향을 미치는 호르몬의 차이도 있을 수 있다. 만일 잘못된 식생활과 과로 등으로 인해 피로나 무기력 상태에 있다면, 호르몬 분비가 원활하지 못해 미토콘드리아의 에너지 대사도 원활하기가 어렵다. 또한 에너지 대사에 필요한 산소량도 건강 상태와 개개인에 따라 차이가 나므로 결과적으로 에너지 발생량에도 차이가 날 수밖에 없는 것이다.

이런 측면에서, 매일 꼼꼼하게 칼로리를 따지는 관리법은 에너지 대사의 배경은 보지 않고 각각의 열량 영양소만 따지는 근시안적인 행동이 될 수밖에 없다. 에너지 대사가 활발하려면 소화와 흡수 능력, 간의 건강, 혈액 순환의 유연한 전달력, 세포막의 투과성, 세포 안의 미토콘드리아 수, 호르몬의 원활한 분비 등을 모두 감안해야 하는 것이다.

그러나 안타깝게도 이 모든 것을 고려해서 먹기란 쉽지 않다는 것이다. 그렇다고 병원에 가서 검사를 한다고 해도 정확한 수치를 알기도 어렵고, 안다고 해도 맞춰서 먹는 것은 거의 불가능한 일이다.

그래서 칼로리는 적고, 다양한 파이토케미컬이 함유되어 있는 채소와 해조류를 중심으로 먹되 과일, 곡류, 육류 등을 골고루 섞어 먹기를 권한다.

사실 섭취하는 칼로리가 적건 많건 대사능력이 활발하다면 섭취한 칼로리가 완전 연소되어 훨씬 활기찬 몸 상태로 살아갈 수 있다. 게다가 못 먹어서 영양소가 부족했던 과거와는 달리 어쩔 수 없이 더 많은 칼로리를 섭취할 수밖에 없다면 칼로리 자체보다는 내 몸이 칼로리를 완전 연소할 수 있도록 신경 쓰는 편이 합리적이다.

잘 타지 않는 나무를 아궁이에 넣었을 때 연기와 그을음이 많아지듯이 칼로리의 불완전 연소로 인한 노폐물이 발생하지 않도록 적절한 식습관과 운동 습관만 가지면 칼로리에 대해 지나치게 걱정할 필요가 없는 것이다.

아하! 그렇구나 모르고 있던 진실 23

긍정적인 마음이 칼로리 소모를 돕는다

인체의 자율신경계는 심리적 상태와 깊이 연관되어 있다. 평소에 활기차고 긍정적인 생각으로 즐겁게 살아간다면 호르몬 분비가 원활해지고, 이것이 에너지 생산에도 긍정적인 영향을 미친다. 결과적으로 건강한 마음으로 즐거운 삶을 살아가는 이들은 극단적으로 과다한 칼로리를 섭취하지 않는 한 칼로리 계산에 신경 쓸 이유가 없는 셈이다.

설탕보다는 대체 감미료가 낫다?

최근 설탕이 소금 · 백미와 함께 현대병을 일으키는 3백(三白) 식품 중의 하나로 손꼽히고 있다. 설탕에 대한 나쁜 속설만 해도 '비만을 유발한다', '혈당을 빠르게 높인다', '아이의 과다행동증을 불러일으킨다', '대장암을 일으킨다' 등등 다양하다. 이 때문에 학교에서도 가정에서도 아이들에게 가능하면 초콜릿이나 사탕, 청량음료와 같은 당분이 많은 음식을 사 먹지 말라고 가르친다.

답부터 말하지면, '설탕은 곧 건강의 적'이란 등식은 지나친 단순화라고 할 수 있다. 전문가들에 의하면 설탕은 적당량을 섭취하면 열량 보충, 피로 회복에 도움이 되며, 너무 많이 먹지 않는다면 충치 외에는 별 문제될 게 없다고 말한다.

심지어 설탕을 기피하는 가정에서는 아예 설탕 통을 치워버리는 등 커피나 요리에도 설탕 첨가를 철저히 금하고 있다. 하지만 우리가 먹는 분말 설탕은 하루 중에 우리가 먹는 설탕의 극히 일부분이라는 점을 아는가?

세계보건기구(WHO)에서는 설탕을 통한 열량 섭취량을 하루 전체 섭취 열량의 10%를 넘겨서는 안 된다고 권고하고 있다. 이 정도의 설탕을 섭취하려면 4g짜리 찻숟갈로 매일 8~18 찻숟갈정도가 적당한데, 사실 우리가 찻숟갈 수를 세어가면서 설탕을 섭취하는 것은 아니다. 만일 이렇게 찻숟갈 형태로 먹는다면 하루에 고작해야 다섯 숟갈 정도면 충분할 것이다. 오히려 우리가 더 많은 설탕을 섭취하는 통로는 가공식품인 케이크와 같은 빵류, 청량음료, 아이스크림 등으로부터이다.

그런데도 어떤 이들은 설탕을 피하겠다며 제로 칼로리, 무설탕 제품에 목을 맨다. 물론 다이어트가 급한 층에게는 이 모두가 훌륭한 대체물일 수 있다. 그러나 이 제품들이 칼로리는 줄이고 맛은 유지하는 이유가 칼로리가 없거나 적고 단맛은 수백배 강한 합성감미료를 사용하기 때문임을 알아야 한다.

흔히 쓰이는 합성감미료 중 하나가 아스파탐인데, 이 아스파탐은 체내에서 페닐알라닌과 독성이 있는 메틸알코올로 분해된다. 이 메틸알코올은 포름알데히드로 분해된 후 개미산으로 변화되면 혈액을 산성화시키고 망막을 손상시킨다고 보고된바 있다.

실로 미국에서는 아스파탐을 섭취한 후 두통, 현기증, 관절통, 우울증, 근섬유통증을 호소하는 피해 소비자 모임까지 있다.

'제로 칼로리 설탕' 이라 불리는 스플렌다 역시 염소 처리라는 고도의 가공을 거친 설탕으로서 설탕에 비해 600배의 단맛을 가진 무열량 감미료이지만, 과다 섭취할 경우 위장장애나 설사, 장기 섭취 시에는 내장기관과 유전자, 생식기 손상을 일으키며 간과 신장이 팽창된다고 알려져 있다. 또한 설탕 대체

식품이 체중 감량에 효과적이라는 명백한 증거도 없다. 오히려 이런 대체식품들이 식욕을 증가시킨다는 증거들이 많다는 의견도 있다. 무칼로리 설탕을 먹고 있다고 안심하는 통에 다른 종류의 음식을 더 많이 섭취하거나 설탕이 들어간 가공식품을 섭취하면 아무 소용이 없다는 의미이다.

이런 사정들로 볼 때 무작정 설탕을 멀리하는 것보다는 가공식품을 주의하고 자신이 하루에 먹는 설탕의 양을 의식적으로 자제하는 편이 나아 보인다. 설탕은 절대적으로 건강에 나쁘다는 인식을 버리고 중요한 것은 섭취량이라는 사실을 다시 한 번 기억할 때이다.

아하! 그렇구나 모르고 있던 진실 24

청량음료는 골다공증을 만든다

남녀노소 모두가 즐겨 마시는 콜라의 유해성이 하나둘 입증되고 있다. 콜라 250ml 1병에는 무려 티스푼 10개의 설탕이 들어간다. 톡 쏘는 맛을 위해 인산도 첨가된다. 그 외에 수많은 인공감미료와 향료가 첨가되는 만큼 콜라는 물에 녹아 있는 화학물질 덩어리라고 해도 과언이 아니다.

미국의 하버드 대학교에서 청소년 여학생 460명을 조사한 결과 80%가 콜라를 마시고 있었고, 20%는 뼈가 약해져 골절을 경험했다. 실로 탄산음료를 마시는 여학생들은 다른 여학생들보다 골절 위험이 무려 3배나 높았고, 테니스처럼 강도 높은 운동을 할 경우 골절 위험이 5배로 뛰었다.

미국의 경우는 전체 설탕 소비량의 3분의 1을 콜라와 같은 청량음료를 통해 섭취한다. 우리나라는 어떤가? 과연 여러분들은 편의점 음료수대에서 어떤 음료를 골라 마시는가?

과일은 사계절 무조건 많이 먹어도 괜찮다?

과일은 비타민과 섬유질, 바이오 플라보노이드의 보고로서 영양학적 가치가 뛰어나다. 이 때문에 사람들은 과일을 아무리 많이 먹어도 괜찮다고 생각하는 경향이 있으며, 다이어트나 식이요법 등에 주스, 샐러드 등으로 다양하게 이용하기도 한다. 물론 과일은 가공식품 등에 비해 훌륭한 자연식품이지만 지나치게 먹는 것이 문제를 불러일으킬 때도 있다.

한때 당뇨 환자들에게 과일은 아무리 먹어도 괜찮다는 처방이 내려진 적이 있다. 과일의 당분은 포만감을 빨리 채워주고 흡수될 때 인슐린의 도움을 필요로 하지 않기 때문이다. 하지만 과일의 당분은 포도당으로 전환되지 않는 대신 지방으로 축적되는 비율이 4배나 높다. 장기적으로 보면 당뇨병 환자들의 지방 축적을 증가시켜 인슐린 저항성을 높이는 것이다.

한의학적으로도 과일의 과도한 섭취는 문제를 일으킨다. 과일은 차가운 성질을 가지고 있어 위장과 몸을 냉하게 만들어 소화 기능과 대사율을 떨어뜨리는 것이다.

칼륨과 섬유질이 풍부한 바나나의 경우 위장의 기능을 떨어뜨릴 수 있고, 혈관을 청소해준다는 포도가 무기력증과 불안증을 불러올 수도 있다.

수박과 참외는 더위에 지친 몸을 다스리고 수분 공급을 원활히 해주는 좋은 여름 과일이지만, 위장이 나쁠 경우 지나치게 섭취하면 오히려 몸을 처지게 만들 수 있다.

따라서 과일로 한 끼를 대체하거나 건강에 좋다고 무작정 많이 먹는 것은 올바른 과일 섭식 방법이 아닐 것이다. 간단하게 디저트나 간식 정도로 적당한 양을 먹는 것이 최고인 것이다.

한 겨울에 먹는 하우스 과일들도 마찬가지이다. 최근 들어 겨울에도 수박이나 딸기, 포도 등이 나온다. '제철'이라는 말이 무색하게 하우스에서 다양한 과일들이 생산되고 있는 것이다. 냉동된 채 수입되는 외국의 수입 과일도 겨울에 먹을 수 있는 과일로 보편화되었다.

하지만 하우스 과일은 어찌되었건 간에 식물이 자라는 데 필요한 자연적인 비와 바람, 햇빛과 땅을 거세하고 억지로 키운 것에 불과하다. 여기에 제철 음식의 생명력을 기대한다는 것은 어불성설이다.

인체는 계절에 맞는 음식으로 그 계절의 어려움을 극복하도록 프로그램된 유기체로서 계절에 맞는 음식을 섭취하는 것이 가장 좋다. 하우스에서 길러진 수박과 포도를 한겨울에 먹으면 몸의 한기가 더해지고 활력이 떨어지는 것도 이 때문이다. 정 건강을 생각해서 먹는다면 묵은 시래기로 국을 끓이거나 말린 나물을 데치고 무쳐서 비타민을 보충하는 편이 나을 것이다.

건강을 생각하는 현대인들의 관심이 나날이 먹거리로 확대되고 있다. 얼마나 좋은 먹거리를 얼마나 먹느냐에 따라 건강의 정도가 달라진다는 사실이 널리 알려졌기 때문이다. 그러나 음식은 단순히 영양학적 가치로만 평가되지 않는다. 많은 영양 전문가들이 '제철 음식'과 비록 못나고 들쑥날쑥해도 인간의 손보다는 자연이 키워낸 음식을 먹으라고 강조하는 것도 이 때문이다. 기계로 찍어낸 공산품과 같은 겉은 예쁘지만 속은 맹탕인 음식을 많이 먹는 것보다 4계절의 절기가 적절하게 생산한 음식을 적당히 먹는 편이 몸의 건강뿐만 아니라 마음의 건강에도 도움이 되는 것이다.

이제 음식을 입으로만 먹는 것이 아니라 마음으로 먹는 것도 중요해졌다. 음식과 몸이 동떨어져 있지 않듯이, 음식과 마음도 하나임을 기억해야 한다.

아하! 그렇구나 | 모르고 있던 진실 25

농약이 싫어서 과일 껍질을 벗긴다고?

유기농이니 친환경 과일이 아닌 이상 과일을 사면 껍질을 벗겨 먹게 된다. 하지만 농약으로 길러진 대부분의 과일들은 껍질의 숨구멍을 통해 미세하나마 일정량의 농약이 침투하게 된다. 껍질을 벗긴다 해도 이미 농약을 어느 정도는 섭취하게 되는 것이다.

반면 껍질은 물로 깨끗이 씻을수록 농약 잔류량이 줄어든다. 게다가 이 껍질에는 농약의 해를 줄여주는 섬유질과 항산화, 항암, 항염 등의 작용을 하는 다양한 파이토케미컬이 집중되어 있다. 이런 상황에서 농약이 걱정된다고 껍질을 벗겨먹는 것은 소득이 없을뿐더러 아까운 일이다. 비록 유기농이나 친환경 과일이 아니라도 가능한 한 깨끗이 씻어 껍질째 섭취해보자. 과일의 핵심은 껍질에 있다.

5장

다시
배워야 할
건강을 위한
식생활 백서

왜 세계 최고의 장수식은
일본 음식인가?

　최근 아시아 음식 열풍이 거세다. 외국에 나가보면 어느 정도 규모를 가진 도시들에는 반드시 일본식 레스토랑과 한국식 레스토랑이 있다. 심지어 일본이나 한국 식재료만 전문적으로 취급하는 슈퍼마켓도 등장했을 정도이다.

　최근 한국 음식이 서서히 그 우수성을 인정받고 있지만, 불과 약 15년 전만 해도 대표적인 아시아 음식은 일본 음식이었다. 많은 서양인들이 비교적 비싼 가격에도 불구하고 일본의 음식에 열광했는데, 그 대표적인 이유 중의 하나는 '일본 음식은 건강한 웰빙 음식'이라고 여겼기 때문이다. 세계 최장수국으로 유명한 일본의 이미지와도 잘 부합하는 현상이었다.

　일본 음식은 비교적 육식은 적은 반면 생선과 어패류를 주로 쓰고, 계절마다 다양한 채소로 풍부한 맛을 내며, 조리 시 다량의 유제품이나 유지를 사용하지 않아 담백하다. 낫토나 우메보시, 나나스키 같은 다양한 발효식품들도 일본 음식의 위상을 높이는 데 한몫했다.

그러나 이처럼 담백한 일본 음식에도 문제가 있다. 일본에는 유독 위암 환자가 많은데 다양한 조사에 의하면 이는 지나친 염분 섭취의 결과라고 한다.

소금의 성분인 나트륨은 혈액과 체액의 양을 조절하고, 산과 염기의 균형을 중성으로 유지하는 역할을 담당한다. 또한 세포가 영양분을 섭취하는 것을 돕고, 신경 신호 전달과 근육 수축에도 중요한 역할을 한다. 만약 우리 몸에 나트륨이 부족하면 혈압이 떨어지거나 근육경련이 나타날 수 있고, 식욕 부진, 구역, 구토, 집중력 저하, 혼미, 무기력, 흥분, 두통 등의 증상이 생길 수 있다.

나아가 나트륨은 대부분 소금에서 섭취되기 때문에 소금을 아예 먹지 않는다는 것을 불가능할뿐더러 몸에도 좋지 않다. 그렇다면 나트륨은 어느 정도 섭취하면 적절할까?

일반적으로 인체에 필요한 나트륨의 양은 소금 약 1.5g 정도이지만, 하루 3g 정도는 섭취해도 무방하다. 실로 세계보건기구 WHO가 고혈압 예방을 위해 제시한 염분 섭취량은 최대 하루 6g 미만이며, 엄밀히 말하면 3~5g 이내여야 혈압 상승에 영향을 미치지 않는다고 한다.

실로 고혈압은 소금 섭취량과 밀접한 관계가 있다. 하루 4g 정도로 소금을 적게 먹기로 유명한 알래스카 에스키모인은 고혈압 발생률이 아주 낮다. 반면 하루 33g의 소금을 섭취하는 아키다 지방을 비롯한 일본 동북부 지역 사람들은 인구의 30%가 고혈압 환자라고 한다. 나아가 일본인 3만 9천여 명을 11년 동안 조사한 결과, 염분을 많이 섭취한 사람은 그렇지 않은 사람보다 위암 발생률이 2배 정도 높았다.

나아가 일본인들의 평균적인 염분 섭취량이 무려 12g에 달한다는 것은 장수식으로 알려진 일본 음식에도 과도한 염분이라는 복병이 숨어 있음을 보여준다. 필요량의 7배에 달하는 양이 음식으로 섭취되면서 염분의 과잉 섭취가 고혈압, 위암 등의 원인이 되고 있는 것이다.

이 때문에 일본의 후생노동성은 2010년 '일본인의 섭취 기준' 발표를 통해 하루 염분 섭취의 목표량을 남성은 9g으로, 여성은 7.5g으로 조정해 발표했다. 하지만 이 섭취량을 지키는 일본 인구는 전체의 3분의 1도 되지 않는 실정이다. 다음은 일본의 대표적인 식재료에 포함된 염분량이다.

- 간장 한 스푼 - 2.5g
- 된장국 한 그릇 - 2g
- 우메보시 한 알 - 2g
- 국물 포함한 라면 한 그릇 - 7g
- 말린 전갱이 한 조각 - 2g

보다시피 한 끼 식사로 된장국과 우메보시 한 알, 말린 전갱이 한 조각만 먹어도 한 끼에 무려 6g의 나트륨을 섭취하게 되는 셈이다. 또한 간단한 한 끼 식사로 먹는 라면도 7g의 나트륨을 포함하고 있다.

그렇다면 우리나라는 어떨까? 최근 우리나라의 음식들을 세계화의 물결 속에서 웰빙음식으로 전해지고 있다. 그러나 최근 손숙미 가톨릭대 교수가 전국 20~59세 성인 552명을 대상으로 조사한 결과, 우리나라 사람들의 하루 평균 소금섭취량은 13.5g으로 WHO 권장량(5g)의 2.7배로 나타났다. 이 중 남자의 소금 섭취량은 14.9g, 여자는 12.2g로서 미국인 8.6g, 영국인 9g에 비해 월등할 뿐더러 평균 12.3g 정도의 소금을 섭취하는 일본인들과 비슷했다.

한국이나 일본이나 널리 알려진 자국 음식의 우수성을 과도한 염분이라는 복병 때문에 잃는 것은 안타까운 일이다. 이제는 평상시에 음식을 조리하거나 섭취할 때 최대한 염분 섭취량을 줄이는 방법 밖에 없을 것이다.

내 식탁에 오르는 염분량이 어느 정도 되는지 의식적으로 체크해 보고 이를 줄이려는 노력이 절실히 필요할 때다.

소금 적게 먹기 10계명 따라하기

- 어릴 때 식습관은 평생 간다. 자녀에게 짠 음식을 먹이지 않는다.
- 미리 조리해 팔거나 가공한 식품은 염분이 많기 때문에 절제한다.
- 조리 때 소금, 간장의 양을 줄이거나, 대신 식초, 마늘 등의 양념을 쓴다.
- 음식이 뜨겁거나 달수록 짠 맛을 못 느낀다.
- 화학조미료는 사용하지 않는다.
- 라면 같은 가공식품을 조리할 때는 스프를 적게 넣는다.
- 음식을 소금, 간장, 된장 등에 찍어 먹지 않도록 한다.
- 장아찌, 젓갈류의 섭취를 줄인다.
- 국과 찌개의 국물을 적게 먹는다.
- 짠 맛이 없더라도 패스트푸드에는 염분이 많이 들어 있으므로 삼간다.

유전자 변형 식품이 안전하다고?

예전부터 농부들은 몸집 크고 우수한 송아지를 얻기 위해 몸이 제일 건장한 암수를 택해 '선택적 교배'를 해왔다. 최근에는 이보다 훨씬 복잡한 실험으로 신속하고 완전무결한 생산물을 얻을 수 있게 되었다. 그야말로 유전공학의 눈부신 발전이 가져온 결과이다.

유전공학이란 우리가 원하는 특징을 가진 유전자 즉 DNA를 통해 바꾸거나, 다른 종 간의 유전자를 옮기는 기술이다. 이 기술이 긍정적으로 사용되면, 당뇨병 치료에 필요한 인슐린을 나무에서 열리도록 만들게 하거나, 병충해에 강한 품종을 만들 수 있고, 영양소가 많은 곡식도 만들 수 있다.

최근 이 유전자 변형 기술에 대한 논란이 뜨겁다. 가장 거센 논란을 일으키며 도마 위에 오른 논제는 '자연의 섭리'를 거스른다는 윤리성 문제이다. 나아가 미래학자들은 이 자연의 섭리를 거스를 경우 윤리성 문제를 넘어 예상치 못한 재앙을 불러올 수 있다고도 지적한다. 유전자 조작을 통한 항생제 저항성 유전자(autibiotic resistance)를 막지 못함으로써 이것이 인체에 치명적인 해를 가져올 수 있다는 것이다.

반면 어떤 이들은 유전자 조작 식품이 '굶지 않아도 되는 사회'라는 이상향을 직접적으로 일궈낸 하나의 위대한 기적이라고 주장하기도 한다. 그들은 슈퍼 옥수수라고 불리는 대형 옥수수, 병충해의 위협이 닿지 않는 콩 등 유전자 조작 농작물들을 그 증거로 든다.

그러나 처음에는 모든 기아를 해결해줄 것 같았던 유전자 조작 식품들이 결국 대량생산과 대량판매를 통한 자본주의 독과점 시스템을 만들었을 뿐 기아 해결에는 근본적으로 도움이 되지 않았으며, 나아가 식품 자체에서도 큰 결함이 발견되었다는 점에서 팽팽한 논쟁이 벌어지고 있다.

유럽에서는 유전자 조작 식품의 문제점이 확산되자 이를 괴물이나 먹는 '프랑켄슈타인 식품'이라며 식탁에서 완전히 퇴출하고 있다.

일본과 미국에서도 트립토판 피해 사건으로 유전자 변형 식품에 대한 경각심이 증가했다. 1989년 일본 과학자들이 식품 첨가물로 사용되는 트립토판을 유전자 조작 기술로 대량 생산해 미국에 수출했는데, 이 트립토판이 첨가된 식품을 먹고 38명이 사망하고 1만여 명이 극심한 근육통에 시달린 것이다. 미국은 결국 그해 유전자 조작 트립토판이 첨가된 식품을 금지했다.

급기야 한국에서도 2002년 1월부터 유전자 조작 식품에 해당 식품이 유전자 조작 식품임을 알리는 'GMO(Genetically Modified Organism) 표시'를 실시하고 있는 상황이다. 하지만 다른 선진국에 비해 한국은 GMO에 대한 인식이 상당히 낮은 편이다.

국내에서도 유전자 조작 식품을 개발하고 있으나 상용화되지는 않은 반면, 외국에서 수입되는 콩, 옥수수, 밀가루, 감자 등에는 아직 특별한 제재가 없다. 게다가 유전자 조작으로 만들어진 것들도 그 혼입치가 3% 미만일 경우 GMO 표시 의무가 없다.

지금껏 다양한 종류의 식품을 섭취해왔고, 그 중 적은 일부만 유전자 조작 식품이라면 큰 문제가 없으리라 생각할 수 있다. 그러나 보고된 위험 사례들을 볼 때, 이 유전자 조작 식품의 잠재적인 위험을 충분히 고려해야 할 듯하다.

확고히 말하건대, 유전자 조작 식품은 알레르기를 유발하고 새로운 질병을 가져올 수 있으며, 인위적으로 생태계를 변화시킴으로써 질서를 파괴하고 각종 돌연변이를 양산할 수 있다.

현재의 과학 기술로는 그 장기적이고 누적적인 악영향을 논할 수 없는 상황에서 시간이 갈수록 GMO의 인체 유해성 관련 증거들이 속속 밝혀지는 추세인 만큼 미리 조심할 필요가 있다. 현재까지 제기되고 있는 GMO의 인체 유해성은 다음과 같다.

- 한 유전자가 다른 종에 도입되는 경우 새로운 물질이 생산되므로 독성을 나타내거나 알레르기 반응 가능성이 높아짐

- 항생제 내성 표시 유전자가 장내 박테리아와 병원균에 확산되면서 인체 내 항생제 내성 증대
- 수평적 유전자 이전과 재조합에 의해 다양한 병원균 사이에 병독성이 확산됨과 동시에 새로운 병원성 박테리아와 바이러스 창출 가능
- 세포 감염으로 인하여 질병 바이러스를 재활성화시키거나, 운반체 (벡터) 자체가 세포 내로 들어가서 치명적인 효과(암 포함)를 야기 가능

또한 아래는 유전자 조작 식품과 관련해 진행된 다양한 연구의 결과들을 정리한 것이다. 도표 내용을 상세히 읽어보자.

일 시	기 관	내 용
1998.2	영국 로웨트 연구소	푸스타이박사의 주도로 유전자변형감자를 먹인 쥐 실험에서, 쥐의 면역체계와 질병 저항력이 크게 떨어짐
1999.1.27	독일	유전자조작 식품으로 인하여 항생제 내성을 갖는 슈퍼균이 발생하여 장 내에 잔존할 가능성에 관한 컴퓨터 모의실험
1999.5.18	영국의료연합(BMA)	유전자조작식품의 항생제내성 유전자가 인체 내 항생제 내성을 키움으로써 건강상의 위협이 되고 있음
2000.5	독일 예나대학 연구팀	유전자조작 유채의 꽃가루를 먹은 벌의 장 속에서 유전자조작된 DNA가 검출됨으로써, GMO 속의 유전자가 이를 섭취한 동물과 사람에게 전이될 가능성을 과학적으로 입증

위와 같은 결과물을 볼 때, 핵 발전 후 나오는 폐기물을 완전

히 처리하는 게 불가능한 것처럼 잘못된 GMO의 완전한 폐기도 불가능하고 그 유해성도 시간이 갈수록 증식한다는 점이 더 무섭게 느껴질 정도이다.

일시	기관	게제	내용
1999.5.19	미 코넬대학교	Nature	Bt 옥수수의 Bt 독성이 Monarch 나비 유충에 치명적임
1999.9.30	영국 정부	BBC News	GM 작물의 꽃가루가 4.5km 밖까지 이동할 수 있음
1999.12.1	미 뉴욕대학교	Nature	Bt 옥수수의 Bt 독성이 뿌리를 통해 토양 속으로 스며들어감을 밝힘
1999.12.2	미 퍼듀대학교	New Scientist	GM물고기 한 마리가 40세대 내에 물고기 무리 전체를 절멸시키는 결과를 가져온다는 모의실험결과

토마토, 콩, 옥수수 등 수많은 유전자 조작 식품을 대량생산하고 있는 미국은 인류의 식량 부족을 운운하며 유전자 변형 식품이 유해하지 않다고 주장한다. 하지만 유럽에서는 이미 이 주장에 반발하고 나섰고, 오랜 연구를 통해 그 안전성을 경고하면서 미국 농산물 수입을 금지하고 있다.

물론 유전자 변형 식품이 기아와 굶주림을 해결하는 열쇠가 될지도 모르지만 그 전에 많은 시험을 거쳐 안전성을 보장받는 것이 우선이다. 유전자 변형식품은 자신이 변형된 유전자를 가지는 것을 넘어 다른 농작물에까지 영향을 미친다. 즉 유전자 조작으로 질병에 강해진 벼는, 그 성질이 잡초에까지 전이되어 잡초도 질병에 강해진다. 유전자 변형 연구는 이제 시작이고, 때문에 못미더운 부분이 많은 만큼 아직 갈 길이 멀다고 하겠다.

아하! 그렇구나 _{모르고 있던 진실 27}

유전자 조작 식품으로부터 식탁을 지키는 법이 있나요?

- 콩이나 감자, 옥수수 등을 구입할 때는 특히 수입품인지 확인한다.
- 동물의 사료는 대부분 유전자 조작 원료를 쓴다. 육류, 달걀의 섭취를 줄이자.
- 케첩이나 마요네즈, 식용유의 주재료인 옥수수, 토마토는 대표적인 유전자 조작식품이므로 섭취를 줄인다.
- 신선하고 깨끗한 유기농 식품을 이용하는 것이 가장 현명하다.

황사의 계절에는 돼지고기가 좋다?

봄이 되면 어김없이 찾아오는 불청객이 있다. 바로 황사이다. 우리나라에서는 이 황사철마다 평소보다 판매량이 250%나 급증하는 음식이 있다. 바로 돼지고기다. 황사철이 되면 코와 입으로 들어온 우염 먼지들이 호흡기 문제를 불러일으킬 수 있는데, 이때 돼지고기가 몸속에 들어온 황사 먼지와 중금속을 제거해 준다고 알려져 많은 이들이 삼겹살집을 찾거나 집에서 돼지고기를 구워먹는 것이다.

그 외에도 우리는 다양한 음식에 대한 다양한 속설들을 가지고 있다. 장어를 먹으면 스테미너가 좋아진다고 하며, 연어는 다크서클을 없애준다고도 한다. 매운 음식을 먹으면 다이어트에 도움이 되고 스트레스가 풀린다고도 한다. 잠이 올 때는 커피가 좋다는 속설은 널리 알려져 있다.

물론 이 속설들이 완벽히 틀린 것은 아니다. 장어의 경우는 몸에 힘을 북돋는 고단백 식품으로 알려져 있고, 연어는 비타민과 무기질이 풍부해 피부 미용과 피로 회복에 효과적이다. 매운 음식은 몸의 열을 발산시켜 신진대사를 원활히 해줌으로써 열량 소모에 조금은 도움이 된다. 커피 역시 각성 효과가 뛰어나다는 것이 증명된 바 있다.

하지만 문제는 이처럼 널리 알려진 음식에 대한 속설로 인해 다른 대안을 찾을 틈도 없이 특정 음식만 먹게 되는 경우다. 일단, 많은 이들이 돼지고기를 삼겹살의 기름기가 몸 안에 먼지를 씻어내는 것 같다고 말하는데 정말 효과가 있는지부터 알아보자.

놀랍게도 한국식품연구원에서 조사한 결과에 의하면 58명에게 6주간 돼지고기를 먹게 하고 혈액과 신장기능을 조사한 결과, 납은 2%, 폐에 나쁜 영향을 주는 중금속인 카드뮴은 9% 가량 감소했다고 한다. 이는 돼지고기에 들어 있는 불포화지방산이 몸 안의 중금속을 배출해주는 기능을 하기 때문이다. 그러나 여기에는 한 가지 함정이 있다. 먼지를 많이 마실 때 삼겹살이 좋다는 속설이 등장한 것은 오래전 공사 현장에서 일하던 인부들이 일이 끝나고 모여서 삼겹살을 구워먹으면서부터였다고 한다.

마찬가지로 이 연구에 참여한 대상도 일반인이 아닌 치과 기공소, 엔진부품, 피혁가공공장처럼 먼지와 중금속에 오랫동안 노출됐던 사람들인데, 연구자들에 의하면 사실상 일반인의 경우는 잠깐씩 황사에 노출되는 경우가 많으므로 폐보다는 기관지에 쌓이는 것이 더 문제라고 한다.

나아가 중금속 해독을 위해 돼지고기를 열심히 먹는 것은 자칫 고지방 식사로 이어져 건강에 오히려 좋지 않다는 의견도 많다. 황사 먼지는 음식을 먹어서 씻어내기보다는 최대한 노출을 피하고 물을 자주 마셔서 기관지 점막이 건조해지지 않도록 하는 편이 좋다는 것이다. 나아가 미역, 다시마와 같은 해조류를 먹는 것도 삼겹살 섭취보다 좋은 방법으로 권장된다. 미역이나 다시마의 30%를 차지하는 수용성 비타민 알긴산이 스펀지가 물을 흡수하듯 중금속과 환경호르몬을 흡수해 몸밖으로 배출시키기 때문이다.

커피도 마찬가지다. 한 예로 봄이 오면 대부분이 춘곤증에 시달린다. 이는 겨우내 긴장했던 근육들이 풀리고 환절기 일교차 때문에 급격한 신체 변화를 겪기 때문인데, 이에 적응하기 위해 신체에서는 자연스레 졸음을 느끼게 된다.

그런데 문제는 이 춘곤증을 커피를 마시는 등 카페인에 의존하는 것이다. 이는 잠시간의 효과는 있을지 몰라도 신체 균형을 교란시켜 불면증과 무기력증을 북돋는 결과를 낳을 수도 있다.

이럴 때 특효약은 바로 냉이, 달래, 쑥과 같은 봄나물이다. 겨울을 지나 깨어난 인체 세포들이 제 기능을 발휘하려면 단백질, 무기질, 비타민 등이 많이 소요되는데 이때 봄철의 나물과 채소는 비타민과 무기질이 풍부해 부족한 영양소 섭취에 큰 도움이 된다. 그밖에도 현미, 율무처럼 도정하지 않은 곡식류, 버섯, 호두, 잣, 콩의 비타민 B도 좋다.

이제 음식 속설도 현명하게 받아들여야 하는 시대이다. 어떤 속설을 100% 믿기보다는 그것이 어째서 내게 도움이 되는지를 정확히 살피면서 먹어야 한다. 특히 그 음식이 고열량이나 몸에 무리가 되는 요소를 가지고 있다면, 그를 대체할 만한 다른 음식들을 골고루 먹는 편이 현명할 것이다.

아하! 그렇구나 모르고 있던 진실 28

소금이 고혈압을 불러온다고?

고혈압 환자의 대표적인 식이요법은 저염식이다. 이는 염분량이 많은 음식이 혈압을 높인다는 이론 때문이다. 그러나 여기서 우리는 소금과 나트륨을 구분해서 생각해야 한다. 소금은 미네랄이 그대로 함유된 천연 염분인 반면, 나트륨은 정제된 성분을 뜻한다.

물론 천일염과 같은 천연 소금에도 나트륨이 포함되어 있으나, 다양한 연구들에 의하면 오히려 천일염을 충분히 섭취하는 경우 그 이하로 적게 섭취하는 사람들에 비해 평균 혈압이 낮았다. 프랑스, 스페인, 포르투갈 등 5개국 의사 2000명이 참여한 자연치료협회(BFD)에서도 '천일염의 혈압 강하 작용' 을 공개적으로 인정한 바 있다.

또한 고혈압은 고염분 식사와 관련이 없다거나, 오히려 저염식이 고혈압에 나쁜 영향을 미친다는 연구 결과도 있다. 소금을 적게 섭취하면 삼투압 작용에 의해 수분이 세포 속으로 침투해 뇌 조직에 이상을 일으키거나 각종 질병을 유발하며, 소금을 적당히 섭취하는 것이 소금을 피하는 것보다 심장 마비를 크게 줄일 수 있다고 확인된 것이다.

현대인의 식생활에서 식품첨가물은 피할 수 없다?

최근 들어 식품도 공업이라는 말이 생겼다. 가공식품이 활개를 치는 요즘, 여러 종류의 가공식품이 등장하면서 이들 식품에 사용되는 식품첨가물의 종류와 소비량 또한 늘고 있다.

처음 식품첨가물이 쓰이기 시작한 것은 식품을 제조, 가공하거나 보존하는 데 필요했기 때문이었지만, 지금은 맛과 모양, 색, 질감 등을 좋게 할 목적으로 훨씬 많은 식품첨가물들이 사용되고 있다. 첨가물은 제조업자를 위해 넣는 것이지 먹는 사람의 건강을 생각하고 넣은 것은 절대 아니다.

실로 한 단계라도 가공과정을 거친 식품이라면 식품첨가물로부터 안전하지 못하다. 과자나 음료, 아이스크림 류는 물론, 매끼 식탁 위에 오르는 두부나 어묵, 게맛살, 햄, 소시지 같은 식품도 알고 보면 식품 첨가물이 적잖다. 기본 양념인 간장이나 된장, 고추장도 예외는 아니다. 집에서 직접 담근 것이 아니라면 된장의 경우 합성보존료인 소르빈산칼륨 등의 첨가물이 포함되어 있고, 간장도 원료 표시에 '탈지가공대두'가 포함되어 있다면, 기름을 짜고 남은 대두에 각종 첨가물로 맛을 낸 '가짜 간장'이라고 봐야 한다.

이처럼 식품마다 다르지만 첨가물이 적게는 3~4가지가 들어가는가 하면 많게는 20~30가지가 들어가는 상황에서 평균 1인당 연간 6~7kg에 이르는 식품첨가물을 섭취한다고 하니 엄청난 양이 아닐 수 없다. 이런 식품첨가물 세상 속에서 살아가는 상황이다 보니 주부들도 식품첨가물 없는 음식을 고르기가 어렵다고 말한다. 특히 바쁜 생활을 하는 맞벌이의 경우는 더욱 그렇다.

하지만 매뉴얼을 정해서 식품첨가물이 적은 식품을 고를 수 있다면 어떨까? 건강한 식단을 만들고자 하는 노력이 수명까지 좌우하는 시대이다. 아무리 식품첨가물을 피하고 싶어도 처음부터 완벽히 피할 수는 없다. 장을 보고 식품을 고르는 것 또한 습관의 일환이므로 하나씩 고쳐야 하는 것이다. 지금부터라도 첨가물 없는 밥상을 꿈꾼다면 다음의 수칙들을 가슴에 담아보자.

부엌을 정리하자

가장 먼저 냉장고와 싱크대를 열어라. 눈에 보이는 이 조미료나 식재료들이 정말로 꼭 필요한가를 따져봐야 한다. 조미료를 많이 넣을수록 섭취하는 식품첨가물의 양도 늘어나기 때문이다.

많은 이들이 식품첨가물들이 든 조미료나 식재료를 사면서 가벼운 주머니와 바쁜 시간을 탓한다. 하지만, 조금만 부지런하면 이 재료들이 없이 충분히 음식을 만들어 먹을 수 있음을 깨달아야 한다. 맛이 문제라면, 몇 번을 시도해서 맛을 조정하는 것이 중요하다. 다른 모든 일처럼 불필요한 화학조미료 (시중 된장과 고추장, 간장 포함) 없이 음식 만드는 일도 습관으로 받아들이면 좀 더 쉬워진다. 마트로 향하기 전에 일단 주방에서 필요 없는 첨가물 덩어리를 과감하게 처분하자.

포장에 적힌 표기 내용을 꼼꼼히 읽자

장보기가 일상이 된 주부들의 경우 포장 뒤에 적힌 표기 내용을 꼼꼼히 살피기가 쉽지 않다. 고작해야 유통기한과 가격 정도도 본다. 하지만 앞으로는 의식적으로라도 뒷면의 제품 표기 내용을 살펴 들어보지 못한 첨가물들이 많은 제품은 무조건 빼고, 본 제품의 순수 내용물 외에 뭔가가 많이 들어있는 제품 역시 덜어낸다. 어쩔 수 없이 그 제품을 사더라도, 내용물을 아는 것과 모르는 것은 다르다. 제품의 성분을 충분히 인식하는 것이 습관화되면 앞으로도 더 안전한 제품을 찾아내기 쉬워진다.

덜 가공된 제품을 고르자

모든 제품을 날것으로 살 경우 바쁠 때 해먹기가 힘들다. 최대한 집에서 썰고 볶고 해먹되, 그러지 못할 경우는 가공도가 최대한 낮은 것을 사자. 허기지다고 삼각 김밥이나 냉동볶음밥을 사는 경우, 이는 생쌀과 비교할 때 가공도가 훨씬 높은 제품이다. 당연히 화학조미료도 많이 첨가되어 있다. 꼭 허기를 메워야겠다면 차라리 가공도가 상대적으로 낮은 포장 밥을 사자. 마찬가지로 다른 음식들도 손이 더 거쳤나를 보고, 좀 불편해도 첨가물 섭취량을 줄일 수 있는 것을 고르도록 한다.

맛 보다는 질을 우선으로 하자. 맛 좋고, 간단하게 배불리 먹을 수 있는 음식으로는 건강을 담보할 수가 없다. 대표적인 음식으로 인스턴트식품, 패스트푸드를 들 수 있다. 잦은 섭취로 건강이 무너지고 있다는 보고가 수도 없이 나오고 있다. 건강에 좋으면서 맛까지 좋게 요리 하기란 쉽지가 않다. 가족이 함께 언약식을 하는 한이 있더라도 가정에서만이라도 식탁이 무너지는 일이 없도록 해야 한다.

아하! 그렇구나

음식도 싼 건 비지떡이다

누구나 물건을 싸게 사면 기분이 좋다. 하지만 음식에서도 대부분의 경우 '싼 게 비지떡'이다. 같은 조미 간장도 식품첨가물을 잔뜩 넣고 대두 찌꺼기로 만든 것은 단가가 그만큼 낮다. 같은 고기 한 근이라도 식품첨가물로 물과 고기를 섞어 중량을 불린 가공 햄은 순수 고기보다 단가가 낮다. 이 제품들은 질을 떨어지는 재료를 쓰는 대신 식품첨가물을 사용해 그럴 듯하게 포장한 것이다.

심지어는 생수조차도 수돗물을 정화시켜 거기에 미네랄을 첨가한 제품은 단가가 낮을 수밖에 없다. 물건을 살 때 싼 제품에 유혹을 느낀다면, 가장 먼저 '왜 이 제품은 이렇게 가격이 쌀까'를 고민해보자.

옛 말에 "물건을 모르면 값을 많이 주라"고 했던가? 무조건 맛있고, 양 많고, 값싼 음식만을 사지 말고 억만금을 준다 해도 바꿀 수 없는 내 몸에 제대로 된 음식을 공급하자.

건강기능식품은 좋은 식품인가?

근래 건강기능식품에 대한 관심이 부쩍 늘고 있다. 일찍이 보충제 섭취를 일반적으로 생각했던 서구는 물론, 근래 우리 나라와 일본, 대만, 중국에서도 건강기능식품업체 성장률이 가속도를 달리고 있는 상황이다.

하루하루 쫓기듯 살아가는 생활 패턴 속에서 가장 쉽게 빠질 수 있는 건강의 함정 중에 하나는 영양 불균형이다. 설사 가공 식품을 먹지 않고 날것을 조리해먹더라도 지나친 화식, 토양 의 오염, 화학 비료 사용의 증가 등으로 현재의 식재료는 예전 에 비해 영양 가치가 확연히 손실되었다는 것이 전문가들의 의견이다. 신경 써서 하루 세 끼를 골고루 먹더라도 어쩔 수 없 이 영양 공급에 문제가 생김으로써 불균형이 발생할 수 있는 것이다.

이때 건강기능식품은 우리 건강의 최소 방어막으로 사용할 수 있는 고마운 제품들이다. 건강기능식품이란 비타민이나 효 소, 단백질, 미네랄 등 부족해지기 쉬운 영양소를 캡슐, 과립, 음료 등 다양한 형태로 제작한 제품들로서, 안정성 부분에서 만 검증되었다면 우리 식생활에서 불충분한 영양소들을 공급 하는 훌륭한 대안이 된다.

그럼에도 아직 우리의 건강기능식품에 대한 인식은 빈약하기만 하다. 어떤 이들은 건강기능식품이 아니라도 식생활의 균형을 지킬 수 있다고 자부한다. 물론 아주 틀린 말은 아니다. 매 식사와 음식을 충실하게 정리정돈해서 먹을 수 있는 충분한 시간과 물질적 여유가 있다면, 생식과 화식의 비율을 5:5로 하고, 식재료 또한 유기농 위주로 구입할 수도 있을 것이다. 그러나 대부분의 현대인들은 이 같은 식생활의 여유를 누리기 어려운 것이 사실이다.

건강기능식품을 다이어트 제품으로만 인식하는 것도 문제다. 건강기능식품은 기본적으로 건강을 되찾고 활력 있는 삶을 위한 것이다. 다이어트는 거기에 따라오는 부수적인 성과임에도 많은 이들이 건강기능식품을 살을 빼는 용도로만 사용한다. 하지만 다이어트를 한다고 무조건 굶고 한 가지 건강기능식품에만 매달리는 것은 그 자체로 무의미하다.

또한 건강기능식품들의 가격에 의문을 품는 경우도 많은데, 엄격한 공정을 통해 영양 균형을 맞춘 이 식품들은 그만큼 많은 연구와 긴 제조공정이 필요하다. 또한 바쁜 시간대에 간편하게 먹을 수 있는 편리성 또한 상품성과 연관이 있으므로, 당연히 원 식재료를 조리해먹는 것보다 비쌀 수밖에 없다.

다만 지나치게 비싼 식품을 한 번 먹고 마는 것보다는 적당한 가격의 제품을 꾸준히 섭취하는 것이 도움이 된다. 그렇다면 건강기능식품을 어떻게 잘 활용할 수 있을까?

최근 많은 의학계에서 질병 치료나 예방에 일정한 건강기능

식품들이 도움이 된다는 것을 인정하고 있는 추세이다. 다만 건강기능식품을 얼마나 잘, 계획적으로, 내 건강의 친구로 만드는가는 별개의 문제이다. 같은 제품을 먹었는데도 누구는 효과가 있고 누구는 없다고 말하는 것도 바로 이 지점의 문제다. 건강기능식품이 만병통치약처럼 모든 질병을 단기간에 치료해주리라 믿는 이들에게는 그 어떤 건강기능식품도 만족스러울 수 없다. 반대로 이를 보조제로 인식하고 자신의 식생활 균형을 되짚고 개선하려는 이에게는 큰 도움이 될 것이다.

건강한 삶은 건강한 마음에서 나오는 것이며, 건강기능식품을 섭취하려면 일단 내 몸을 잘 알고 그에 필요한 보충제들을 섭취해야한다.

즉 내가 추구하는 건강한 삶이란 무엇인가를 꿈꾸는 데서 시작하자. 그리고 그에 따라 일단 당신이 먹고 있는 건강기능식품과 보충제들을 얼마나 잘 활용하고 있는가를 살피고 최대한 전문가들의 도움을 받도록 해보자.

아하! 그렇구나 모르고 있던 진실 30

건강기능식품,
무조건 많이 먹으면 좋다?

건강기능식품은 의약품이 아니지만 평범한 식품도 아니다. 건강기능식품을 아무리 많이 먹어도 해가 없다고 생각해 무턱대고 먹을 경우 복용하고 있는 치료제와 궁합이 맞지 않아 효능이 경감되거나 부작용으로 건강을 해칠 수 있다. 또한 건강기능식품을 지나치게 맹신해 적절한 치료가 필요함에도 치료를 등한시해서 문제가 발생하기도 한다.

따라서 건강기능식품을 고를 때는 자기 몸에 결핍되기 쉬운 영양소를 보충한다는 생각으로 살펴보고, 선택했다면 이를 어떻게 섭취할지 그 선택법에 대해서도 신중하게 알아봐야 한다.

- 용법, 용량은 설명서를 준수할 것 -

마음을 밝게 가지면 식생활도
건강해진다

최근 자연주의 식생활에 대한 관심이 늘면서 유기농 채소나 무항생제 육류 등 친환경적인 먹거리들이 높은 가격에 팔리고 있는 상황이다. 음식은 우리 몸의 힘을 북돋워주며 균형을 조절하고 때로는 질병까지 다스려주는 중요한 원천이라는 점에서 가능한 한 깨끗하고 좋은 재료를 골라서 먹는 것은 좋은 식습관이라고 할 수 있다.

그러나 여기서 한 가지 더 생각해봐야 할 부분이 있다. 만일 경제적인 이유나 바쁜 시간 때문에 좋은 식재료를 고르지 못할 경우, 그 음식은 과연 건강에 절대적으로 나쁜 것일까? 나아가 이것은 간에 좋고, 저것은 신장에 좋다며 좋은 음식만 골라서 먹는다면 정말 건강하게 살 수 있을까?

답을 먼저 말하면 가장 훌륭한 식생활은 건강하고 좋은 것을 균형 잡히게 골라서 먹되, 항상 밝은 마음가짐과 고마운 마음으로 먹는 것이다. 믿기지 않을지 모르지만, 우리 몸에 흡수된 음식은 우리 마음 상태에 따라 다르게 반응한다. 과학적으로도 과도한 스트레스 상황에서 소화 흡수가 제대로 이루어지지 않는 현상 역시 이를 반증한다.

한 예로 매일 좋은 음식을 먹는데도 항상 마음이 불편하고 괴롭다면 그 음식은 우리 몸 구석구석에 제대로 전달되지 않는다. 반대로 묵은 김치로 끓인 김치찌개 한 냄비라도 사랑하는 이들과 둘러 앉아 즐겁게 먹으면 최고의 식사가 될 수 있다. 즉 매 끼를 완벽하게 차려 먹지 않더라도 간소한 밥상이라도 감사하게 먹는다면 그것이 우리 몸의 귀중한 피와 살이 되는 것이다.

반대로 좋은 유기농 제품만 먹고 자연식을 한 사람도 여러 이유로 암이나 당뇨병과 같은 질환에 걸릴 수 있다. 다시 말해 좋은 식생활을 좌우하는 것은 좋은 음식만으로는 부족하며, 반드시 건강한 의식과 마음이라는 또 하나의 조건이 충족되어야 하는 것이다.

질병을 영어로 표기하면 'disease'이다. 여기서 'ease'는 '편안하다, 쉽다'의 의미가 있고, 'dis'는 그 반대를 뜻하니 질병은 결국 '편안하지 않다'는 의미가 된다. 세계보건기구에서 정의한 건강이라는 의미에는 육체뿐만 아니라 정신적, 사회적, 영적 건강도 포함되어 있다.

만일 오늘 먹는 음식이 나에게 절대적으로 필요하고 감사하는 마음이 아니라면 거기에 굳이 많은 돈과 노력을 지불한 자연 식단이 오를 필요는 없다. 이는 반대로, 정성껏 차려서 감사하게 먹는 식탁이 최고의 식탁이라는 의미도 된다.

즉 심적으로도 육체적으로도 건강한 식단이란 할 수 있는 한도 내에서 가장 편안하고 즐겁게 마련하는 식단일 것이다.

질병과 의지, 플라시보 효과

의학적으로 증명하기 힘든 것 중에 플라시보 효과라는 것이 있다. 플라시보 효과란 심리적으로 군건한 믿음이 임상의 호전을 가져오는 것을 뜻한다. 예를 들어 밀가루에 불과한 가짜 약을 먹고도 그 약이 자신의 질병 치료에 도움이 된다고 믿으면 질병 치료에 효과가 나타났다는 사례가 있다.

대체의학은 이 플라시보를 신뢰한다. 신체적 치료뿐만 아니라 심리적으로도 질병을 치료할 수 있다는 믿음을 심어주고 정신적 안정에서 평화를 찾도록 돕는다. 이 플라시보 효과로 질병을 치료한 사람이 얼마나 되는지 정확한 수치는 밝혀지지 않았으나, 중대한 병 치료에 플라시보 효과가 영향력을 발휘한다는 것은 서양의학과 대체의학 모두가 인정한 상황이다.

6장

만병의 근원
비만
때문이라고?

비만은 유전이다?

최근 청소년들의 비만이 문제가 되고 있다. 소아비만이라 불리는 어린이와 청소년들의 비만이 급속도로 증가하고 있는 가운데, 이로 인한 어린이와 청소년 성인 질환 발병률도 급속도로 높아졌다.

비만 아이들의 경우는 60%가 고지혈증을 앓고 있으며, 30%는 지방간을 앓고 있다. 비만으로 인한 고혈압도 문제다. 물론 아이들은 어른들에 비해 혈관 탄력성이 좋아서 이 질환들이 곧바로 심각한 뇌경색이나 동맥경화로 발전하지는 않으나, 성장기를 지나 심각한 질환으로 발전하거나 집중력 저하, 학습장애 등을 불러오기도 한다.

그런데 이 소아비만을 살펴보면 중요한 사실 하나가 발견된다. 소아비만을 앓고 있는 아이들은 부모들도 비만인 경우가 많다는 점이다. 다양한 연구들에 의하면, 부모 양쪽이 비만일 경우 그 자녀가 비만이 될 가능성은 89%까지 높아진다. 이른 바 비만 가족의 재생산이다.

실제로 비만 가족을 보면 '비만도 유전인가?' 생각하기 쉽 다. 하지만 비만 유전자는 과학적으로 증명된 바가 없다. 이보 다는 한 집안의 풍토처럼 자리 잡은 잘못된 식습관이 대물림 되어 아이들에게 큰 영향을 미친다는 가설이 힘을 얻고 있는 데, 이는 집안에서 가족들끼리 먹는 음식들이 체내 유전자만 큼이나 아이들에게 지대한 영향을 미칠 수 있다는 점을 지적 한 것이다.

실제로 아이들은 가정의 교육을 통해 식습관을 배워간다. 또한 맛에 대한 즐거움을 일깨워가는 것도 가정의 식탁에서 이다.

그런데 그 부모가 너무 바쁘거나 취향 문제로 인스턴트를 자 주 먹는다던지, 자극적이고 칼로리가 높은 식사를 즐긴다면 아이들도 그 식습관을 고스란히 물려받게 된다. 다시 말해 소 아비만의 원인은 한 가정의 식습관 전체가 복합적으로 작용한 결과로서, 식탁의 위험성을 차단하면 뚱뚱한 부모가 뚱뚱한 아이를 만들고, 그 뚱뚱한 아이가 다시 뚱뚱한 부모가 되는 악 순환의 고리를 이어갈 수 있다는 이야기가 된다.

부모 자신이 불안한 식습관을 가지고 있는 상황에서는 아무 리 아이들에게 올바른 식습관을 지도하려고 해도 무용지물이 될 수밖에 없다. 이럴 때 아이들에게 패스트푸드를 먹지 말라고 무작정 혼내는 것보다는 부모가 먼저 건강한 음식을 즐기고 집에서 만든 음식이 맛있다는 것을 아이들이 느끼도록 해주는 편이 이롭다.

　나아가 자기도 모르게 과식을 하게 되는 습관과 텔레비전을 보며 식사 하는 습관이라든지, 기념일이라면 무작정 외식을 하는 습관, 그릇은 항상 큰 것을 사용하는 습관, 접시는 무조건 깨끗이 비우고 후식을 꼭 챙겨 먹는 습관 등처럼 스스로 깨닫지 못하는 부분들을 부모가 먼저 하나씩 점검해나가야 할 것이다.

아하! 그렇구나　모르고 있던 진실 32

정신질환치료제가 비만치료제로 둔갑하다

사람들은 쉽게 살을 빼는 방법으로 비만치료제 복용을 꼽는다. 그런데 이 비만치료제들의 기본 베이스는 신경안정제라는 것을 아는가?

비만은 기본적으로 식욕 억제라는 난관을 넘어야 하며, 이로 인한 스트레스가 강도 높게 발생하는 질환이다. 때문에 비만치료제들은 마약 성분의 우울증 치료제, 주의력 결핍 치료제, 피임약 등의 호르몬제, 스테로이드제 등의 항정신약제를 처방한다. 그러나 이 같은 항정신약제의 장기 처방은 필연적으로 부작용을 불러오며, 결과적으로 건강을 잃거나 오히려 비만을 부추기는 것으로 나타났다.

한 예로 1990년대 초반에는 펜타민과 펜플루라민의 복합 처방으로 환자 30%가 폐동맥 고혈압과 심장판막증 부작용을 앓았고, 이들 중 다수가 목숨을 잃었다. 합성 마약인 스테로이드가 함유된 스트레스성 비만 치료제 코티슬림도 수많은 피해자를 양산한 뒤 사기와 허위광고로 기소되었다.

문제는 이렇게 시장에서 퇴출된 제품들이 이름만 바꾸거나 다시 시장에 등장하고 있다는 점이다. 특히 일부 의사들은 이런 제약회사들이 지급하는 높은 수수료에 혹해 거리낌 없이 이를 처방하고 있기도 하다.

혹시 비만치료제를 이용해보겠다는 생각을 하고 있는가? 지금 인터넷에서 '비만치료제, 부작용, 마약' 등의 검색어를 입력해보라. 아마 지금껏 몰랐던 놀랍고 끔찍한 사실들이 여러분을 기다릴 것이다.

물론 결정은 그 자신의 몫이지만, 비만치료제가 비만을 치료한다는 것은 어디까지나 제약회사의 상술이 만들어낸 환상임을 기억해야 한다.

스트레스 받아도 살을 뺄 수 있다?

현대사회는 주로 정신적인 스트레스를 많이 받는 사회다. 좁은 사무실에서 온종일 앉아서 일하는 시간이 길어지고 식습관도 불규칙하다. 밤늦게까지 일하거나 사람들을 만나면서 야식과 음주도 잦다. 그러다가 비만이라는 복병이 덮쳐 와도 건강하게 체중을 줄이기 위해 투자할 만한 시간이 절대적으로 부족하다.

그러다 보니 많은 이들이 원 푸드 다이어트나 무리한 절식처럼 단순한 형태의 다이어트를 찾는다. 한 달만 고생하면 몇 킬로를 뺄 수 있다는 생각 때문이다. 비만을 치료하겠다고 약을 먹고 병원을 찾는 것도 비슷한 이유에서이다. 빠른 시간 내에 알약 하나 삼키는 것만으로도 다이어트 효과를 볼 수 있다니 귀가 솔깃하지 않을 수 없다. 하지만 지나치게 스트레스를 받는 상황에서는 병원 치료도, 다이어트도 큰 효과가 없다는 것이 전문가들의 의견이다.

암과 심혈관 질환, 비만 등 이 모든 질병에는 한 가지 공통점이 있다. 바로 악순환의 연결 고리가 작용한다는 점이다. 즉 어떤 질병이건 하늘에서 뚝 떨어진 것은 없다. 작은 질병인 감기마저도 피로의 누적 등으로 인한 면역력 악화라는 원인 등이 존재하는 것처럼 비만 또한 다양한 잘못된 건강 연쇄 작용의 결과이다.

　그렇다면 비만의 가장 최초 원인은 무엇일까? 바로 스트레스다. 우리는 비만이 잘못된 식습관과 운동 부족으로 인해 발생한다고 믿는다. 물론 직접적인 원인은 그럴지 모르나, 그 연쇄 고리를 잘 살펴보면 스트레스가 상당한 영향력을 행사하고 있음을 깨닫게 된다.

　신문 가십 란에 자주 등장하는 헐리우드 유명 배우들의 모습을 보라. 인기의 추락, 연인과의 불화 등으로 갑작스런 우울증에 빠진 배우들이 갑자기 살이 많이 찐 모습으로 등장한다. 이는 고도의 스트레스 상태에서는 우리 몸과 마음이 조절 능력을 잃음으로써 폭식과 운동 부족 등을 겪게 된다는 것을 보여준다.

　실제로 많은 비만 환자들이 폭식으로 고통 받으며, 폭식의 원인을 스트레스에서 찾고 있다. 인간관계의 갈등, 과중한 업무, 미래에 대한 압박감, 외로움과 불안 등의 다양한 스트레스들이 '스트레스를 먹는 것으로 푸는 행위' 를 불러오는 것이다.

　스트레스는 코티졸이라는 호르몬을 내보낸다. 이 코티졸의 체내량이 지속적으로 증가하면 면역력 약화를 불러오는 동시에 불안과 초조 상태가 식욕의 증가와 폭식, 만성피로, 우울증, 정신장애, 수면장애 등을 초래하면서 '스트레스 → 폭식 → 비만 → 우울'의 악순환 고리를 형성하게 되는 것이다.

게다가 스트레스성 비만을 다이어트만으로 해결하려 들 경우 더 큰 문제가 생기기 쉽다. 스트레스를 관리하지 못한 상황에서 무리한 운동과 절식을 병행하게 되면 또 다시 이로 인한 스레스로 폭식이나 요요가 시작되고, 이번에는 체중이 더 급속하게 늘어나게 되는 것이다.

따라서 스트레스로 인한 비만을 치료하기 위해서는, 무엇보다도 스트레스의 원인을 찾아 제거하고, 스트레스를 먹는 것으로 보상 받지 않고 다른 형태로 푸는 방법을 찾아가야 한다.

대부분은 비만을 육체적 문제로만 보는 경우가 많은데, 비만은 우리의 정신적인 건강과도 밀접한 관련이 있다. 즉 몸을 치료하는 것도 중요하지만 스트레스를 적게 받는 최선의 생활을 고수하고, 그럴 수 없는 상황이라면 스스로 스트레스를 줄여나갈 수 있도록 심리적인 단련을 해야 한다.

실제로 선진국에서는 의학적 치료와 함께 심리적 치료를 병행하는 새로운 비만 치료들이 등장하고 있으며, 우리나라도 이 같은 병행 치료가 증가하고 있는 추세이다. 하지만 대부분의 직장인들은 이 같은 방대하고 장기적인 순환 치료가 용이하지 않은 만큼, 우선적으로 그 자신이 건강한 생활을 위해 다짐하고 노력해야 한다.

나아가 건강한 식습관을 생활화 하면 이것이 자기만족으로

이어져 불필요한 스트레스도 줄어들게 된다.

여기에는 명상과 요가처럼 시간을 따로 들여 관리하는 방법도 있고, 생활 속에서 스트레스를 관리하는 매뉴얼을 개발해 놓는 것도 좋다.

이를테면 스트레스를 자주 받을 때 먹는 것 대신 친구와 통화를 하거나, 노트에 낙서를 하는 것, 방 정리를 하거나 음악을 크게 듣는 것처럼 다양한 활동을 병행하면 좋다. 또한 불안한 미래에 대해 지나치게 많이 생각하는 것보다는 지금 현재를 즐기는 마음을 가지도록 노력해야 한다.

지금부터라도 내 일상 속에서 스트레스를 줄일 수 있는 방법을 노트에 정리해서 생활화해 보도록 하자. 이 작은 노트 한 권이 여러분의 삶을 활기차게 만들어주고 폭식으로 인한 비만까지 방지해줄 수 있는 든든한 방어막이 될 수도 있다.

아하! 그렇구나 모르고 있던 진실 33

과식과 폭식의 차이

끼니를 거른 뒤에 몰아서 먹는 정도는 과식이지만, 폭식은 지나치게 많이 먹거나 배가 부른데도 먹게 되는 일종의 조절 능력 상실 상태를 말한다.

만일 폭식이 3개월 이상 평균 일주일에 두 번 이상 발생했다면 이는 필히 전문의의 치료가 필요한 수준이다.

음식은 매끼니 먹는 양을 적절하게 정해 놓고 먹는 것을 원칙으로 세워둘 것을 권한다. 적정 칼로리에서 10%정도를 적게 먹고, 한 끼를 거른 뒤에도 이 원칙을 고수해 보라. 과식과 폭식의 염려는 없다.

나이가 많으면 운동하기 힘들다고?

운동의 이점은 누구나 다 알지만, 특히 과도한 열량을 소비한다는 점에서 비만으로 인한 질병을 예방하는 좋은 습관 중에 하나이다. 하지만 운동이 몸에 좋다는 것은 알아도 정작 실천하기는 쉽지 않으며, 특히 운동을 기피하는 현상은 나이가 들수록 심해진다.

몸에 활력이 넘치는 10대 때는 수업 시간의 체육은 물론 따로 운동이 필요 없을 정도로 많이 움직임으로써 저절로 체중 관리 효과를 내는 경우가 많다. 20대 때도 몸의 활력이 최고조로 증강하는 시기이므로 적당한 운동만으로도 체력을 유지할 수 있다.

운동이 어려워지는 것은 30대부터이다. 이때부터는 빡빡한

직장생활과 시간에 쫓기는 생활 패턴으로 인해 따로 시간을 내지 않으면 체력 관리가 쉽지 않다. 특히 30대는 본격적으로 노화가 시작되는 시기인 만큼 적절한 운동을 통해 노화를 방지하고 신진대사를 원활히 해주는 일이 필요하다.

그러나 정말로 운동을 하는 데 문제가 생기는 것은 40대와 50대, 노년기이다. 이때쯤 되면 몸을 움직이는 것이 힘들게 느껴질뿐더러 자칫 무리한 운동을 하다가 부상 당할 위험도 높아지게 된다. 그러나 병원과 약에 의지하지 않고 건강하게 살려면 반드시 꾸준한 운동이 필요하다는 것이 전문가들의 조언이다.

물론 나이가 들면 근육량이 저하되는 사르코페니아(근육 감소증) 현상이 발생하게 되고, 뼈와 관절도 조금씩 약해진다. 그러나 이럴수록 운동을 통해 강화할 수 있는 근육의 양을 늘려 뼈와 관절의 손실을 보강해야 한다. 즉 ' 나이가 많으면 운동하기가 어렵다' 는 명제는 ' 나이가 들수록 운동에 신경을 써야 한다' 는 명제로 바뀌어야 한다.

특히 근육량 손실은 상반신보다 하반신에서 먼저 나타나는데, 운동을 하지 않으면 40대부터 20대에 비교해 1%씩 근육량이 감소하기 시작하고 심각해지면 혼자 힘으로 체중을 지탱하기 어려워진다.

계단을 오를 때 난간에 의지하거나 빨리 걷기 어려운 증상이 나타난다면 심각한 근육손실증을 의심해야 한다.

하지만 다행히도 인체는 무려 90세까지 근육을 유지할 수 있으며, 단백질 음식을 적절히 섭취하고 적당한 걷기와 근력 운동을 해주면 근육이 서서히 회복되어 긴장을 되찾고 단련된다. 기간은 주 2~3회 간격으로 3개월씩, 정기적으로 실시하는 것이 좋다.

다만 중년이 넘은 경우 무리한 근력 운동으로 부상을 입을 수 있는 만큼 트레이너의 지도를 받는 것도 좋은 방법이다. 일단 트레이너에게 적절한 운동 방법을 익히면 집이나 공원에서도 홀로 진행할 수 있으므로 든든한 건강 자산이 된다.

규칙적으로 운동을 하는 시간을 투자하기가 어려우면 "활동량을 늘리자"라고 추천한다. 에스컬레이터나 엘리베이터 보다는 계단을 걷고, 가까운 거리 걷기, 대중교통 이용하기 등등을 생활화 해보자.

아하! 그렇구나 모르고 있던 진실 34

굶고 운동하면 뼈가 망가진다

여성들은 누구나 아름다운 몸매를 추구한다. 아름다움에 집착하는 여성들일수록 특히 굶고 운동하는 것에 대해 경각심이 적다. 마르고 탄탄한 몸매를 위해서라면 배고픔은 얼마든지 참을 수 있다며 운동에만 몰두하는 것이다. 그러나 잘 알려져 있다시피, 식사량을 극도로 제한하며 하는 운동은 오히려 해악을 가져다 준다.

올림픽이나 운동경기를 지켜본 사람이라면 피겨스케이팅이나 리듬체조 선수들이 철저한 체중 조절에 몰두하는 것을 볼 수 있다. 운동량에 비해 먹는 양이 놀라울 정도로 적다. 그런데 이처럼 굶고 운동하는 여성 선수들에게 가장 심각하게 나타나는 대표적인 증세들이 있다. 바로 무월경, 영양결핍, 그리고 골다공증이다.

특히 골다공증은 성장기나 젊은 시절에 발생하면 골절상을 입기 쉬워지고, 다양한 위험 요소 때문에 수명 또한 줄어들 수밖에 없다. 운동선수들의 아름다운 몸매가 때로는 커다란 위협이 될 수 있음을 기억하고, 운동을 할 때는 충분한 영양소 공급을 통해 운동의 효과를 건강하게 높여야 한다.

나이 들면 기초 대사량이 줄어 살이 찐다?

30대가 넘어서면서 갑자기 복부 비만이 생기고, 이전보다 덜 먹는데도 살이 찌는 기분이 들 때가 있다. 식습관과 생활습관으로 인한 비만을 제외하고 대부분의 사람들에게 비만이 나타나는 것은 30대 이후부터이다.

이에 대해 많은 이들이 나이가 들면 기초대사량이 줄어들어 살이 찐다고 말한다. 아주 틀린 말은 아니다.

기초대사량이란 공복이거나 잠을 자고 있을 때에도 소비되는 에너지의 양을 뜻한다. 이렇게 소비되는 기초대사 에너지는 전체 에너지의 70%나 될 정도로 많은 부분을 차지한다. 그런데 18세부터 70세까지 비교할 때 70세의 기초대사량은 18세 기초대사량의 66%에 불과하다.

즉 나이가 들면서 인체는 기초대사량의 약 3분의 1을 잃게 되는 것인데, 이전에는 밥 세 공기를 먹어야 살이 쪘다면 이제는 밥 두 공기를 먹어도 비슷하게 살이 찌는 것을 의미한다. 그렇다면 이처럼 기초대사량이 떨어지는 이유는 무엇일까?

이는 앞에서 말한 근육 손실과 큰 관련이 있다. 언뜻 근육은 움직일 때만 활동하는 것처럼 보이지만, 사실 가만히 누워 있을 때도 활발히 움직여 체지방을 연소하면서 신체 기초대사량의 30~40%를 담당한다.

나머지 기초대사량은 심장과 간, 뇌 같은 내장 기관이 담당하는데 이 장기들의 기초대사량은 특별한 질병이 없는 한 크게 떨어지지 않는다. 즉 급격히 기초대사량이 손실되는 이유는 노화나 운동 부족으로 인한 근육의 손실 때문인 것이다.

이는 젊은 사람들에게도 마찬가지이다. 평소 식사량이 적절한데 살이 찐다는 기분이 든다면 기초대사량의 저하를 의심해볼 필요가 있으며, 몸무게의 변화는 없는데 복부 비만이 심하고 이유 없이 피곤할 때도 기초대사량을 점검해봐야 한다.

후자의 경우 몸무게의 별 차이가 없는 것은 오래 앉아 있는 등 직업적 특성이나 운동을 멀리하는 생활 습관 등으로 근육량은 감소하는데 체지방은 증가했기 때문일 가능성이 높다.

즉 '나이 들면 누구나 살이 찌는 거야.' 하는 생각은 비만 예방에 장애가 되며, 설사 그렇지 않더라도 '이유 없이' 살이 찐다는 느낌이 들 때는 식생활 외에 다양한 원인들을 고려해볼 필요가 있다.

주변을 둘러보라. 나이가 들어도 날씬하고 건강한 몸매를 자랑하는 사람이 적지 않다. 주 2회 가벼운 근육 운동을 꾸준히 하는 것만으로도 기초대사량을 높여 비만을 방지할 수 있다. 비만은 결코 한 가지 원인으로부터 비롯되지 않으며, 따라서 비만 대책도 유연성을 갖출 필요가 있음을 명심하자.

근육은 90세까지 만들어진다

근육이 인체의 기초대사량의 많은 부분을 담당하고 있다는 것은 희소식이기도 하다. 인체의 근육은 피부나 치아, 시력처럼 나이에 따라 노화 작용이 급격히 이루어지는 부위가 아니며, 나이와 상관없이 충분한 운동량을 유지해주면 얼마든지 되살아나기 때문이다. 심지어 90세 노인도 꾸준히 근육 운동을 하면 근육량이 늘어나는 만큼 60세 이상 노인들도 얼마든지 노력을 통해 근육을 단련할 수 있다.

칼로리만 적게 먹으면 살이 찌지 않는다?

우리 몸에는 생체 시계라는 것이 있다. 이 생체 시계는 신체 대사 24시간 동안 기본적인 리듬을 지배하며 자연에 순응해 살아가는 법을 가르친다. 배가 고프면 먹고, 졸리면 자고, 피곤할 땐 쉬고 싶은 것도 모두 이 생체 시계의 알람 덕분이다.

그런데 우리가 살아가는 현대 생활은 생체 시계를 전혀 돌보지 않는다. 스트레스가 극도로 다다른 직업 생활, 밤에도 끝나지 않는 회식, 과도한 업무 등으로 잠과 휴식은 먼 이야기다.

그뿐일까. 생체 시계를 무시하는 나쁜 습관은 우리 식생활에도 침투해 있다. 대표적으로 불규칙한 식습관을 들 수 있다. 많은 이들이 고칼로리 지방식 등이 비만을 유발한다는 것은 알면서, 불규칙한 식습관 역시 비만 개선의 적임은 인지하지 못하고 있다.

우리 몸이 적절한 음식물을 원할 때, 이 아우성을 돌보지 않으면 반드시 문제가 생긴다. 음식물이 제 시간에 들어와 주지 않을 경우 효소와 호르몬 분비에 이상이 생기고, 근육의 과잉 분해가 일어나거나 체지방의 축적률이 높아지는 등 신체 균형이 무너지게 되는 것이다.

반대로 규칙적으로 식사를 하면 우리 몸은 생체 시계에 맞춰 음식물을 받아들일 준비를 하며 유연하게 움직이고 필요한 영양소를 제때 흡수해 필요 물질을 만들어낼 수 있다.

즉 규칙적인 식습관은 몸의 밸런스를 맞춰주는 중요한 요인이다. 흔히 우리는 칼로리에만 신경을 써서 칼로리를 적게 섭취하면 살이 덜 찔 것이라고 생각한다. 그러나 살이 찌는 원인은 칼로리 때문만이 아니라 같은 음식이라도 어떻게 먹느냐에 따라 달라지는 것이다.

일단 식사 시간을 규칙적으로 정했다면 그 다음은 각 끼니도 신경 써야 한다. 일반적으로 비만인 사람들은 폭식 하는 경우가 많고, 하루 세 끼 중에서도 저녁에 많이 먹는다. 하지만 정작 가장 영양가 높은 식단을 차려야 하는 시간은 아침이다. 아침은 지난밤부터 거의 12시간을 공복으로 지낸 상황인 만큼 부족한 칼로리와 영양소를 보충해야 할 타이밍인 것이다.

그런데 아침에 입맛이 없다고 굶거나 대강 먹을 경우 그것이 또 다시 점심과 저녁의 폭식으로 이어지고, 저녁에 너무 많이 먹은 결과 다음 날 아침이 되면 또 다시 입맛을 잃게 되는 악순환이 반복될 수 있다.

따라서 저녁 식사는 되도록 간소하게 일찍 먹고 야식을 금함으로써 다음 날 아침식사를 든든히 먹는 습관을 들여야만, 불규칙하고 불균형한 식사 습관으로 인한 비만을 예방할 수 있다.

아하! 그렇구나

과일도 칼로리가 높아 살이 찐다고?

잘 익은 제철 과일들은 달콤한 맛이 특징이다. 잘 익은 과일일수록 당분이 풍부하며, 많은 이들이 이런 과일일수록 당분 때문에 칼로리가 높다고 믿는다.

그러나 과일의 당은 일반적인 당과 비교할 때 같은 칼로리라고 해도 몸에 흡수되는 속도가 느리며 저장성도 좋아 종일 우리 몸에 에너지를 서서히 공급해준다.

이 때문에 당뇨 환자도 과일만큼은 섭취가 가능한데, 혈당이 갑자기 오르지 않고 비타민과 미네랄, 항산화 물질 등 질병 치료에 도움이 되는 영양소가 풍부하기 때문이다.

또한 과일에 풍부하게 함유된 섬유질은 과도한 동물성 지방을 흡착해 배출함으로서 비만의 방지에도 효과적이다.

이런 효과는 과일을 껍질 째 먹었을 때 충분히 얻을 수 있다. 다양한 채소와 함께 먹는다면 금상첨화이다.

7장

당신이
알고 있는
살빼기는
틀렸다

살을 빼고 싶다면 몸을 따뜻하게 하라

우리 몸을 구성하는 기본적인 단위는 60~100조 개로 추정되는 세포이다. 이중에 하루 약 1~2조 개의 세포가 매일매일 건강한 세포로 교체되는데, 이 과정이 순탄하지 못할 경우 질병에 걸리게 될 수 있다는 점에서 세포 건강 상태는 우리 몸 전체의 질병과 건강 상태와도 큰 연관이 있다.

실로 외부로 드러난 피부가 항상 탄력 있고 윤기 있다면 몸도 건강하다는 증거이다. 세포가 건강하니 몸도 활력이 넘치고 신진대사가 원활한 것이다.

나아가 세포는 비만과도 관련이 있다. 비만이란 결국 지방이 죽은 세포를 감싸고 있는 형태이며, 세포가 죽었다는 것은 스스로의 온도를 높일 수 있는 기능을 상실함으로써 세포 안의 순환이 멈추고 딱딱해진 것을 의미한다. 또한 이렇게 죽어버린 세포들이 여러 층 쌓이고 굳기 시작하면 지방질은 두꺼워지지만 체온은 떨어지면서 체력이 고갈되게 된다.

다시 말해 비만이란 지방 자체가 쌓였다기보다는 세포가 차가워져 지방을 제대로 연소시키지 못해 발생하는 현상으로서 세포와 몸이 따뜻해 지방을 제대로 분해하게 되면 문제가 해결된다.

지방 흡입술이 장기적인 효과를 갖지 못하는 이유도 비슷하다. 세포는 건강하지 않은데 지방만 제거해봤자 죽은 세포들 안에 또 다시 지방이 쉽게 쌓이게 된다.

그렇다면 세포 건강을 위해 해야 할 일은 무얼까? 운동과 채식도 도움이 되지만 채식주의자나 운동선수들도 비만인 경우가 있는 것처럼 무엇보다 세포 대사율을 높여 세포 재생을 돕는 일이 최우선이다.

그러기 위해서는 체온을 높이는 일이 필요한데, 몸에 따뜻한 기운이 많아지면 세포 움직임이 활발해지고 그로 인해 신진대사도 원활해지게 된다. 이를 생명 온도를 높인다고 칭하는데, 실로 몸의 체온이 1도 올라가는 것만으로도 면역력의 증가를 기대할 수 있다.

그러나 현대의 삶은 몸을 차갑게 만드는 요소들이 더 많다. 한 예로 몸에 좋다고 생각해서 무리하게 운동을 할 경우 지나친 열의 방출로 뱃속이 더 차가워지게 된다. 덥다고 찬 음료를 마시는 것도 치명적인 습관이 될 수 있다. 여름에 냉방 기구를 잦게 사용하는 것도 마찬가지로 좋지 않으며, 약물을 상시적으로 사용하는 것 또한 화학적 처치로 인한 세포 운행 장애를 발생시키고 몸을 차게 만들어 비정상 세포를 양산한다.

따라서 평소에 몸을 따뜻하게 만드는 습관을 익히는 것만으로도 다이어트에 큰 도움이 되는데, 일상적인 실천법은 다음과 같다.

무리한 운동을 삼간다

운동을 하면 체온이 올라가 몸의 순환을 돕게 된다. 하지만 지나친 운동은 몸의 열을 지나치게 방출시켜 뱃속의 온도가 차가워지고, 이로 인해 근육도 기운을 잃고 차가워진다. 무리한 운동을 하다가 급작스러운 심장마비나 뇌졸중을 겪게 되는 이유도 이 때문이다. 따라서 운동은 가볍게 자주 하는 것이 중요하며, 자신의 체력에 맞게 꾸준히 시도해야 한다. 가장 좋은 방법은 별도의 시간을 투자하는 운동보다 계단 오르기 등의 활동량을 극대화 하는 방법이다. 규칙적인 운동을 해야 한다는 강박관념(스트레스)에서 벗어날 수 있다.

따뜻한 물을 자주 섭취하고 온욕을 즐긴다

찬 음료를 많이 마시는 것은 기본적으로 위와 장의 세포 열에 찬 음료를 많이 마시는 것은 위와 장의 세포 열을 빼앗아가는 나쁜 습관이다. 따라서 더울 때도 가능하면 미지근하거나 따뜻한 물을 섭취하는 것이 몸의 체온을 적절히 유지해 건강을 지키는 방법이다.

따뜻한 목욕도 피로로 인해 차가워진 몸의 온도를 적절히 올려주고 순환을 도와준다. 목욕 후에 찬 물을 마시면 온욕의 효과가 사라지는 만큼 따뜻한 차를 천천히 마시는 것이 좋다.

피로는 곧바로 푼다

피로가 쌓이면 오장육부가 차가워지고 머리로 열이 올라 정신이 흐려진다. 과도한 노동이나 심리적 압박도 피로를 유발하는 만큼 지나치게 과로했거나 신경이 예민해져 있다면 따뜻한 목욕과 숙면, 가벼운 취미생활 등으로 그날의 피로를 그때그때 풀도록 하자.

체지방율에 초점을 맞춰라

흔히 다이어트 하면 체중을 줄이는 것만 신경을 쓴다. 이는 바꿔야 한다. 체지방율에 초점을 맞춰야 한다. 필자의 경우 173cm의 키에 현재 체중이 78kg 내외를 유지하고 있다. 흔히 말하는 표준체중으로 보자면 10kg 이상 과체중이고, 체질량지수라는 것으로 계산해도 과체중과 경도비만의 경계선을 왔다 갔다 하는 판정을 받는다. 재미있는 것은 체지방율를 체크해 보면 지극히 표준이다. 필자의 경우 흔히 말하는 "통뼈"를 가진 체형이다. 당연히 뼈가 가느다란 사람보다는 체중이 많이 나갈 수밖에 없다.

표준체중이나 체질량지수 등은 참고자료로 삼고 지역보건소나 전문기관에 가면 체지방율, 근육량, 체수분량 등 여러 가지 지수를 검진 받을 수 있다. 이중 가장 중요한 지수는 체지방율과, 근육량이다. 정확한 자기 몸을 분석한 후에 몇 kg 감량하면 내 몸에 가장 적당한 체중인지를 먼저 파악한 후에 적절한 방법으로 다이어트에 들어가는 것이 바람직하다.

아하! 그렇구나 모르고 있던 진실 37

완벽한 다이어트는 없다

양심적인 다이어트 전문가들은 입을 모아 한 가지를 경고한다. 세상에 완벽한 다이어트는 존재하지 않는다는 것이다. 어떤 다이어트 이론만이 절대적으로 옳다고 말하기에는 너무 다양한 변수가 존재하는 만큼, 의학기술이 발달한 지금도 어떤 다이어트가 최고의 다이어트라고 딱 꼬집어 말하기 어렵다는 의미다. 그러나 몸을 따뜻하게 유지한다는 기본을 말하는 다이어트는 전체적 건강은 고려하지 않는 국소적인 다이어트들에 시사하는 바가 적지 않다. 다이어트의 근본적 의미란 결국 그 자신과 생활을 살갑게 돌봄으로써 불필요한 열량이 쌓이는 것을 방지하는 일이기 때문이다.

완벽한 다이어트를 쫓아 시간과 비용을 들이기 전에 작은 것들부터 실천하며 다이어트의 진짜 의미를 되짚어보는 것은 분명히 다이어트의 시작과 진행에도 긍정적인 영향을 미치게 될 것이다.

칼로리를 계산하지 말라

요즘에는 모든 가공식품의 포장에 칼로리가 표기되어 있다. 심지어 각 음식들의 칼로리를 계산한 칼로리 표도 인터넷이나 교과서 등에서 흔히 볼 수 있게 되었고, 다이어트 프로그램들도 식단을 내놓을 때 각각의 음식들의 칼로리를 계산해서 보여준다. 나아가 적지 않은 가정에서 칼로리 표를 인쇄해 냉장고 옆에 잘 붙여 놓는다.

이런 칼로리 표는 음식의 열량을 지배하고 있다는 만족감과 각각의 칼로리들을 잘 계산해서 먹으면 살이 찌지 않을 것이라는 안도감을 준다. 하지만 칼로리 표가 대중적으로 보급되었음에도 비만 환자는 여전히 급속도로 증가세에 있다.

이 칼로리 표에는 몇 가지 함정이 있다.

첫째는 영양 불균형 위험이다. 칼로리 표에 주력해 음식을 섭취하는 것이 습관화되면 전체적인 영양 구조보다는 칼로리의 숫자에 집중하게 된다.

즉 어떤 음식을 먹을 때 칼로리만 고민하게 되고, 때로는 자기가 무슨 음식을 어떻게 먹었는지는 기억하지 못한 채 칼로리만 기억하게 된다. 음식이 칼로리 숫자로만 환원되어 정작 중요한 영양은 균형을 맞추기가 어려워지는 것이다.

한 예로 높은 칼로리의 인스턴트를 먹고 나서 과잉 부분을 조절한다고 영양 균형이 맞지 않은 질 나쁜 저칼로리로 식사를 때우게 되면 칼로리는 얼추 맞겠지만 영양 상태는 심각한 불균형으로 기울게 된다.

둘째는 칼로리 표기의 지나친 단순성이다. 칼로리 표들은 음식에 포함된 열량만 계산한 것일 뿐, 어떤 조리 방식을 사용했는지, 얼마나 소화 흡수가 잘 되는지, 얼마나 천천히 씹어 먹을 수 있는지 등 총제적인 비만 관련 요소들은 표기 되어 있지 않다. 즉 같은 칼로리를 가진 식품들 중에도 분명히 더 살이 찌고, 덜 살이 찌는 음식이 있다. 한 예로 피자와 샐러드를 보자. 같은 300Kcal 분량을 먹는다 해도 피자는 지방과 단백질 함량이 높아 노폐물이 다량 생성되는 반면, 식이섬유가 많은 샐러드는 지방 배출량이 많아 살이 덜 찌게 된다.

즉 같은 칼로리의 음식도 재료와 조리 방법, 개인의 식습관

차이에 따라 흡수되는 칼로리가 달라지는데 칼로리 표는 이와는 무관한 표기 방식을 사용하고 있는 것이다.

셋째, 칼로리에 대한 오해를 불러일으킨다는 것도 칼로리 표의 위험성이다. 높은 칼로리는 분명 비만의 요소이기는 하나 칼로리가 높은 음식을 먹었다고 비만이 되는 것은 아니다.

연구자들에 의하면 우리 몸은 어느 정도 칼로리를 조절하는 능력을 가지고 있다고 한다. 오히려 위험한 것은 피로의 누적으로 인한 노폐물의 정체인데, 우리가 군살이라고 부르는 과잉 지방도 사실은 높은 칼로리뿐만 아니라, 피로의 누적으로 인한 대사순환 장애, 노폐물 배출 장애로 인한 것인 경우가 많다. 이럴 때 칼로리를 넘치게 섭취했다는 이유로 무리하게 운동을 하는 경우가 많은데 그보다는 피로를 회복하고 스트레스를 제거하는 것이 우선이다.

물론 칼로리를 잘 조절해 적정한 에너지를 섭취하려는 노력도 필요하다. 그러나 비만은 칼로리 조절 이상의 장기적인 안목이 필요한 '신체 복구 작업'과도 같다. 집 한 채를 제대로 짓기 위해서는 설계 전체를 살펴야 하듯이 몸 전체의 균형을 잡으려는 노력 또한 필요한 것이다.

내 몸의 흡수율, 에너지대사율 등을 몸으로 체득하라

이론으로 배워서 알고 있는 음식물의 흡수율, 에너지 대사율 등은 개개인별로 맞지 않는 경우가 대부분이며 정확하게 분석할 수 없다. 흔히 다이어트를 할 때는 "체중계를 멀리 하라"고 하는데 반대로 말 하고 싶다. 자주 올라가서 몸의 변화를 이론이 아닌 눈으로 확인하고 실질적인 변화를 느껴보라. 필자의 경험에 의하면 감량을 할 때 이론으로는 도저히 이해가 되지 않는 부분이 많아서 이렇게 해 보았다.

잠들기 전에 체중체크, 일어나자마자 체크, 화장실 다녀와서 체크, 밥 먹고 나서 체크, 나갈 때 체크, 낮에 밖에서 활동후 집에 들어오자마자 체크, 저녁먹고 나서 체크, 운동하고 체크, 잠들기 전 체중체크를 하면서 체중계를 못살게 굴었다.

물론 체지방율의 변화 체크는 필수이며, 낮에 내가 어떤 활동을 했는지, 어떤 음식을 얼마나 먹었는지, 정확하게 몇 kg 인지 까지는 아니지만 대략 얼마나 먹었는지, 심지어 과음 후나, 부부관계를 한 날까지도 면밀히 관찰했다. 몸의 컨디션, 배변의 상태 등등 내가 직접 보고, 느낄 수 있는 모든 것들을 일일이 기록하지는 않았지만 직접 몸으로 느끼려고 했다.

결과는 대만족이었다. 이론이 아닌 몸으로 직접 체험하고 느끼는 데 이 이상의 좋은 방법은 없다. 다수의 전문가들이 비과학적이고 어리석다고 말할지는 모르겠지만 내 몸의 능력(흡수율, 대사율 등)을 아는 데는 최고였다. 비과학적으로 보일지는 모르지만 몸은 절대로 거짓말을 하지 않는다.

내가 나에게 한만큼 반응을 보이게 되어있고 내 몸의 능력을 알아야 거기에 맞게 계획을 수립하고 먹는 양이나 운동량 등을 조절할 수가 있게 된다. 모임 등이 있어 과식 & 과음을 한 다음날은 어제 많이 먹었으니 오늘은 조금 적게 먹는 노력을 몸이 느끼기 때문에 아주 쉽게 할 수가 있다.

이렇게 하고 나면 어느새 올라갔던 체중이 제자리로 돌아오는 것을 느끼면서 기분이 좋아지고, 자기 조절 능력이 생겼다. 이론으로 머리가 아닌 몸으로 느껴 보라고 적극추천하고 싶다. 1개월 정도만 신경 써서 해보라. 체중이 줄지 않는다고 스트레스 받지 말고 내 몸의 능력을 아는데 초점을 맞춰야 하며 꾸준한 노력 없이는 다이어트는 불가능하다.

아하! 그렇구나 모르고 있던 진실 38

칼로리표는 보조도구로 사용하라

앞서 칼로리표의 함정을 살펴 보았듯이, 칼로리 표를 보조적 도구로 사용한다면 괜찮은 방법이 될 수도 있으나 만일 이것이 식생활 전체에 압박으로 작용하고 있다면 과감하게 주방과 수첩에 붙어 있는 칼로리 표를 떼어버리기를 권한다.

우리가 먼저 통제해야 할 것은 칼로리가 아니라 식습관에 대한 그릇된 생각, 많이 먹고 싶다는 충동이다. 따라서 칼로리표는 지극히 보조적임을 염두에 두고 내 생활 습관 전체를 점검하는 일을 우선시 해야 한다.

살을 빼면 건강해진다?

한국 여성의 80% 이상이 다이어트 경험이 있다면 믿겠는가? 최근에는 어린 초등학생들까지도 다이어트 열풍에 가세하고 있는 상황이다. 한 국내 언론이 서울 지역 여고생과 초등학교 고학년 학생을 대상으로 다이어트에 대한 설문조사를 실시한 결과, 여고생의 65.3% 초등학생의 36.6%가 다이어트 경험이 있었다. 이 같은 상황에서 우리는 한 가지 질문을 던져봐야 한다.

과연 당신은 건강을 위해 다이어트를 하고 있는가? 아니면 그저 자신이 뚱뚱하다고 생각되어 예쁘고 매력적인 몸매를 가지기 위해 다이어트를 하는가?

이 대답에서 자유로울 수 있는 여성들은 많지 않을 것이다. 심지어 위에서 조사한 여고생과 초등학생들 중에도 식사 장애 위험군이 여고생은 12.4%, 초등학생 11.4%로 나타났다고 한다.

다이어트의 사전적인 의미는 '살이 찌지 않도록 식사를 제한하는 일'이다. 다이어트에 대해 숙고해보지 않은 이들은 이 사전적 의미만 받아들여 '살을 빼는 것'만을 목적으로 한다. 그러나 다이어트를 통해 얻을 수 있는 긍정적인 효과는 단지 살을 빼는 것에만 있지 않다. 여기에는 식습관을 조절해 적정 체중을 유지하고 동시에 건강과 활력을 되찾겠다는 목적이 숨어 있는 것이다.

한 예로 다이어트를 남성이나 노년층, 질병을 앓고 있는 환자들에게까지 확대해보면 기본적으로 다이어트가 질병을 치료하고 건강한 삶을 살기 위한 방편임을 확인하게 된다. 많은 이들이 예쁜 몸매를 위해서뿐만 아니라 병원 처방의 일환으로, 나아가 현재 자신의 건강 상태에 대한 우려로 다이어트를 시작하기 때문이다.

그러나 대부분의 사람들에게 다이어트는 '더 예뻐지기 위해 한 번쯤은 거쳐야 할 유행과 고난'으로 치부되는 경우가 더 많다. 이렇게 시작된 다이어트는 결국 목적과 방법상의 잘못으로 돌이킬 수 없는 결과를 낳기도 한다.

최근 다이어트 부작용이 사회적 문제로 떠올랐다. 무턱대고 다이어트 약을 복용하거나 무리한 유행 다이어트를 따르다가 두통과 어지러움, 변비, 피로, 골다공증 등은 물론 모든 노력이 물거품이 되어버리는 요요현상, 나아가 목숨을 위협하는 폭식증과 거식증까지 수많은 다이어트 부작용들이 위협으로 다가오는 것이다.

실로 다이어트에 도전해본 사람의 70~80%가 다이어트로 인한 우울증을 경험했다는 통계만 봐도 잘 알 수 있다. 이 대부분은 짧은 시간에 급격한 감량을 원했다가 그것이 실패하고 다시금 다이어트를 반복하게 되면서 몸과 마음에 심각한 무리를 가져온 경우이다. 유럽연합의 조사에 따르면 유럽에서는 다이어트 약을 복용 후 우울증으로 인해 자살을 시도하는 사례가 증가했다고 한다.

그러나 다이어트의 가장 무서운 후유증은 목숨을 위협하는 식사 장애이다. 대표적으로 거식증을 들 수 있는데, 거식증 환자들은 구토로 인한 위와 식도 손상, 탈모는 물론 전해질 불균형으로 신장 및 심장 기능 저하를 겪는다. 또한 식사장애가 동반하는 우울증으로 환자 10명 중 한 명 꼴로 스스로 목숨을 끊는 등 다이어트 열풍이 만들어낸 최대의 피해자로 분류되고 있다.

프랑스의 경우는 3만 명의 거식증 환자가 있고, 우리나라도 이와 무관하지 않아 무려 1만 명의 거식증 환자가 투병 중이라는 사실은 앞으로 다이어트에 대한 사회적 경종이 필요하다는 점을 시사하고 있다.

아하! 그렇구나 _모르고 있던 진실 39_

다이어트는 정말 전쟁인가?

사람들은 다이어트를 살과의 '전쟁'이라고 말한다. 언젠가부터 우리는 모든 일에 집착하며 승부를 보려는 특성을 가지게 되었다. 그러나 그 혹독한 잣대를 우리 자신의 몸에까지 들이대는 것은 무리한 결과를 초래할 수밖에 없다.

다이어트 열풍이 거세질수록 건강을 잃어가는 지금, 이제는 다이어트도 철저한 룰을 세워놓고 채찍질을 하는 일이 아닌 보호하고 북돋아주는 방식으로 전환되어야 한다. 다이어트가 '전쟁'이나 '지옥'이 될 때 그 다이어트는 필연적으로 실패할 수밖에 없다는 점을 반드시 명심하자.

다이어트는 살과의 전쟁이 아니라 자기 통제 능력(식욕 등)과의 전쟁이다. 멀리 보고 조금씩 단계적으로 접근할 필요가 있다. 살이 찌는 기간이 오래 걸렸듯이 빼는 시간도 적어도 6개월 이상의 장기간을 두고 하겠다는 생각으로 바뀌면 성공 확률이 높아진다.

다이어트도 지피지기 백전백승이 적용된다

사람들이 유행하는 다이어트 법에 매달리거나 비만 치료로 병원을 찾는 이유는 대부분 한 가지다. 다른 사람들도 많이 한 효과가 검증된 것이라고 믿어서, 전문가들이 나를 도와줄 수 있으리라 믿어서이다.

그럼에도 다양한 방법으로 다이어트를 실시한 200명의 도전자 중에 목표치의 체중에 도달한 사람은 10명에 불과하다는 〈워싱턴 포스트〉 지의 보도는 위와 같은 생각이 허상에 불과할 수 있음을 보여준다.

황제 다이어트, 효소 다이어트, 비만 클리닉 다이어트 등 세상에는 무려 2만 6천 가지의 다이어트가 존재한다는 것을 아는가? 그러나 이 엄청난 수의 다이어트를 실시한 도전자들 중에 99%는 실패한다. 그 이유는 무엇일까?

지피지기면 백전백승이라는 말이 있다. 사실 제대로 된 다이어트 전문가들은 치료에 들어가기 전에 환자들의 개별적 생활 습관과 성향 등을 정밀 분석해 교정하는 것부터 시작한다. 하지만 이런 이상적인 상담 치료가 어려운 것이 지금의 현실이다. 대부분은 반짝 효과에도 많은 돈을 지불하는 환자 위주로 시스템을 구축하기 때문이다.

그렇다면 방법은 하나다. 전문가의 도움을 받더라도 우선적으로 치료에 앞서 자신이 상담가가 되어야 한다. 자신의 식습관을 돌아보고 혼자라도 고칠 수 있는 부분은 개선해나간다면 때로는 그것이 수백 만 원의 돈과 시간, 인내심을 지불해야 하는 클리닉 다이어트보다 효과적일 수 있다. 또한 전문가의 치료를 받는 와중에도 이 같은 자기 상담을 병행한 경우 훨씬 좋은 효과를 본 사례가 많다.

자기 상담의 첫 번째 관문은 먹는 것에 대한 자신의 태도를 점검하는 것이다.

다음은 우리가 먹는 것에 가진 잘못된 관념들을 나열한 것이다. 과연 나는 어디에 해당하는지를 살펴보자.

잘못된 관념 1 : 많이 먹는 사람은 건강하고 복이 많다

어딜 가나 잘 먹는 사람은 보기 좋다고 말한다. 이 말은 옛날

가난한 시절에 배불리 먹는 것조차 힘들었을 때 생긴 말이다. 그러나 지나치게 먹는 것은 바보스러워 보일 뿐이다. '복스럽고 잘 먹는 사람'처럼 보이기 위해 과식할 필요는 없다. 초대받은 자리라면 비록 적은 양을 먹더라도 "아주 맛있게 잘 먹었습니다"라는 인사로 대신하면 된다.

잘못된 관념 2 : 특별한 음식은 많이 먹어야 한다

뷔페 같은 곳을 가서 음식을 수북이 담아 먹는 사람들이 있다. 하지만 몇 접시 먹고 나면 불편한 포만감에 화장실을 들락대기 일쑤다. 맛있고 특별한 음식일수록 적당히 음미하며 먹을 때 그 맛을 즐길 수 있다. 그래야만 한다.

잘못된 관념 3 : 힘들 때는 음식으로 힘을 보충해야 한다

몸이 피로할 때 무작정 많이 먹는 식습관은 오히려 무리한 소화 작용으로 인해 몸의 피로도를 높이고 노폐물을 증가시키게 된다. 특히 밤늦게 많이 먹게 되는 경우가 많은데 야식은 몸에도 좋지 않다. 잠을 잘 때 우리 몸은 낮에 활동에 집중하느라 쌓인 피로 물질을 정리하여 다음날 활력 넘치는 하루를 맞을 수 있도록 준비를 한다. 이 소중한 회복의 시간에 야식을 먹으면 간과 위 등의 소화 기관이 먹은 음식물을 소화, 흡수, 대사에 에너지를 집중해야 한다.

따라서 낮에 쌓인 피로 물질을 처리할 수 없게 되고 이로 인해 살이 찌게 되고 피로가 풀리지 않아 천근만근의 몸으로 아침을 맞게 된다. 이때는 배가 고파서 뭔가를 먹어야 한다면 소화 흡수가 잘되고 다양한 파이토케미컬이 함유된 야채와 과일을 조금만 섭취하는 편이 훨씬 이롭다.

잘못된 관념 4 : 심심하거나 외로울 때는 음식이 친구다

불안과 외로움 등을 음식으로 달래는 것은 일시적인 효과를 줄 뿐 정신과 마음의 건강에 도움이 되지 않는다. 따라서 음식이 채워주던 부분을 음악이나 책 같은 생산적인 취미로 돌려보도록 하자.

이외에도 먹는 행위에 대한 잘못된 관념은 무수히 많다. 물론 머리로는 알면서도 이를 실천하지 못하는 경우가 많은데, 만일 그런 편이라면 왜 내가 먹는 일을 좋아하는지, 어떤 환경에 누구와 있을 때 과식하는지 등의 원인을 파악하는 것 또한 중요하다.

과식에도 기전이 있다

과식을 자주 하는 사람들은 과식을 유발하는 자기 암시와 규칙이 있게 마련이다. 이를테면 시험 전날 과식한다던지, 특정 친구를 만나면 과식을 하게 되는 경우 등이다. 즉 과식은 흡연이나 알코올 중독과 마찬가지로 심정적 원인과 연관되어 있는 만큼, 클리닉을 찾는다 해도 그 전에 스스로를 들여다보고 과식 원인을 찾는 것이 우선하다.

다이어트에도 개개인 차이를 고려해야 한다

매해마다 다양한 다이어트 법들이 쏟아져 나오는 요즘은 그야말로 다이어트 천국이다. 어떤 다이어트가 좋은 효과를 봤다고 하면 우후죽순처럼 그 다이어트를 시도한다. 인터넷만 봐도 '이런 다이어트가 좋다고 하는데 해보신 분 계신가요?'

묻는가 하면, 그에 대해 어디까지나 개인적인 소견들이 올라온다. 간간이 다이어트 사업자들의 상업성 광고들도 함께 올라온다.

그러나 생각해보자. 우리는 옷 한 벌을 고르러 갈 때도 사이즈를 재보고 컬러를 고르며 직접 입어본다. 옷 고르기와는 비교할 수 없을 정도로 중요한 몸과 관련된 일을 유행에 따라 결정한다는 것은 사실 비상식적이다. 개개인마다 특성과 생활 패턴이 다르고, 아무리 검증된 다이어트라고 해도 개인차가 있다는 점은 무시되기 때문이다.

진정 효과를 보는 다이어트를 하려면, 위의 부분들을 고려해 자신의 취향과 식습관, 생활 리듬 등으로 총체적으로 살펴야 한다. 예를 들어 어릴 때부터 단 음식을 많이 먹었고, 그로 인한 습관이 계속되며 체중이 늘고 있다면 먼저 단 음식을 줄이는 생활 지침을 세우고 당분 조절로 인한 초조와 불안을 이겨낼 수 있는 다이어트 법이나 식단을 찾아보는 것이 적절하다.

이처럼 내 식습관과 생활습관이 파악되면 그에 걸맞은 다이어트 방법을 찾을 수 있는 가능성도 커지게 된다.

나아가 다이어트 플랜을 유연하게 조절하는 능력도 필요하다. 만일 다이어트를 '혹독하게 굶는 것' 또는 '매일 엄청난 운동을 해야 하는 것'이라고 규정한다면 이를 한 번도 해보지 않은 이들은 제풀에 나가떨어질 수밖에 없다.

다이어트는 틀에 박힌 대량 생산 제품이 아니다. 취미에도 맞지 않는 운동을 억지로 하거나, 갑작스레 식습관을 완전히 바꿔야 한다면 그것은 결과적으로 큰 무리를 안겨줘 스트레스를 유발할 뿐이다. 또한 인간은 근본적으로 행복하지 않은 일은 지속하지 않으려는 습관이 있으므로 이런 다이어트는 실패로 끝나게 될 가능성이 높다.

플랜을 조절하는 일은 사실상 크게 어려운 일이 아니다. 이는 다시 무질서한 상태로 돌아가는 것을 의미하는 것이 아니라 단식 이전에 보식을 하듯, 무리하지 않게 생활과 식습관을 조절해나가는 것을 의미한다. 매일 끼니마다 두 그릇씩 밥을 먹지 않으면 직성이 풀리지 않아 비만을 얻었다면, 두 공기 먹던 밥을 첫 주에는 한 공기 반만 먹고, 이것이 익숙해지면 다시 이것을 한 공기로 줄여나가는 방식이다.

나아가 많은 돈을 들이면 좋은 효과를 볼 수 있다는 믿음을 조성하는 다이어트 프로그램들에도 조심성을 기할 필요가 있다. 적지 않은 이들이 다이어트 프로그램은 성형수술처럼 간편하게 살을 빼준다고 믿고 있으며, 클리닉들도 이를 상업적으로 이용하는 경우가 적지 않은 세상이다. 이 다이어트 클리닉이야말로 어떤 면에서 똑같은 규격으로 비만을 진단하고 해결해나가는 대량 상품과 같다. 게다가 이런 프로그램들은 적게는 1백만 원에서 수백 만 원을 들여야 한다.

그럼에도 꼭 이 프로그램을 이용하고자 한다면 첫째, 이 큰 비용을 감당할 만한 재정 능력이 되는지, 둘째, 같은 비용으로 시도해볼 수 있었던 더 건강하고 괜찮은 다이어트는 없었는지, 셋째, 들인 비용만큼의 결과를 지속적으로 유지할 수 있는지 등을 따져봐야 한다.

필자의 다이어트 성공기(12년전과 현재)

12년 전에 키 173cm, 체중 88kg, 체지방율 28%, 과체중으로 인해 고혈압, 당뇨병 초기, 과민성대장증상, 협심증 등의 증세를 가지고 있었다. 현재는 체중 78kg, 체지방율 22% 내외를 유지하고 있고 고협압, 당뇨, 과민성대장증상, 협심증 등의 문제는 전혀 없다.

앞에서 밝혔지만 체중은 과체중으로 보이나 통뼈인 체형으로 체지방율과 근육량 등은 10년이 넘게 잘 유지관리하고 있다. 프리랜서로 활동하는 전문 강사이므로 규칙적인 식사나 운동은 꿈도 꿀 수 없는 상황이었음을 감안하여 필자가 했다면 누구라도 다이어트에 성공할 수 있으리라 생각한다.

식사는 주로 채소비빔밥을 중심으로 많이 먹었다. 밥의 절대량은 1/2 또는 1/3로 줄이고 그 3~4배 정도의 채소를 넣었고, 각종 모임으로 고깃집에 가면 고기는 아주 적게 먹고 마늘, 파절임, 상추나 깻잎을 많이 먹었다.

매 끼니에 골고루 먹기보다는 차려진 밥상에서 밥과 고기의 절대량은 줄이고 채소의 절대량을 늘렸다. 그야말로 "그 밥상에서 최선을 다했다."

운동은 활동량을 늘리는 것으로 대체를 많이 했다. 지하철을 탈 때 에스컬레이터 보다는 계단을, 엘리베이터보다는 계단을, 승용차 보다는 대중교통을, 택시보다는 버스나 지하철을 많이 이용했다. 다른 사람들과 같은 시간을 소비하면서 이동을 하지만 계단을 이용해서 운동을 하는 효과를 얻을 수 있었다. 시간이 날 때는 자전거를 타거나 강변을 걷기도 가끔씩 했다. 별도의 운동하는 시간을 투자하기가 어려웠지만 활동량을 늘리는 것을 통해서 운동을 대신할 수 있었다. 그래서 다른 사람들 보다 허벅지가 굵다.

다이어트의 성패는 식사량, 운동량 조절과 함께 자기절제이다.

아하! 그렇구나 <small>모르고 있던 진실 40</small>

바르기만 해도 살이 빠진다?

불티나게 팔리는 다이어트 히트 상품 중에 '바르기만 해도 살이 빠진다'는 제품들이 인기를 얻고 있다. 과연 효과가 있을까? 이 제품들은 카페인과 아미노필린 성분이 지방분해를 촉진하는 성분을 높여주고 동시에 지방분해를 억제하는 성분을 감소시킴으로서 살을 빼준다고 한다.

하지만 이 제품은 미국에서는 요철이 많은 피부를 가진 사람들을 위한 화장품일 뿐 의약품은 아니다. 그럼에도 이 제품들은 미국 식품의약국(FDA)의 안정성을 인정받았다고 광고 하는데, 전문가들은 이것이 화장품의 안전성에 대한 인정일 뿐 감량 효과와는 관련이 없다고 분석하고 있다. 사람마다 피부 두께가 달라 피부가 두꺼운 사람은 효험을 보기 어렵고, 임상실험 또한 동물실험을 거쳤을 뿐 인체에 대한 임상자료는 거의 없는 실정이다.

만일 이런 제품을 구입하기로 마음 먹었던 경험이 있다면, 어디까지나 다이어트의 왕도는 꾸준한 운동과 적절한 식이요법이 바탕이 되어야 한다는 사실을 다시 한 번 기억하자.

8장

100세
건강을 위해
디톡스를
알아야 한다

몸을 살리는 배독법,
몸을 망치는 배독법?

올바른 생활습관은 건강을 지켜주고 활기찬 생활을 영위하기 위해 꼭 지켜야 할 수칙이다. 그러나 평상시 잘 쉬고, 제대로 먹는 데도 몸이 무겁고 피로하다면 어떻게 대처해야 할까?

현대사회는 고도로 발달한 산업화 시대이다. 생활의 질은 높아졌지만 스트레스와 환경오염, 각종 식품 첨가물, 농약, 고지방 음식, 방부제 등 다양한 독소들의 공격을 받고 있다. 또한 생활 리듬이 빨라지면서 이 독소들이 충분한 휴식과 치유를 통해 배출될 시간을 갖지 못한 채 몸 안에 켜켜이 쌓이고 있다.

이처럼 외부에서 들어오는 독을 외래지독이라고 하는데, 이외에도 우리 몸 내부에서 쌓이는 내생지독도 있다. 신진대사 과정에서 생겨나는 노폐물인 각종 대사 배설물, 지방과 콜레스테롤 같은 과잉 생성된 생리 물질 등이다. 이 같은 독들이 충분히 배출되지 못하고 쌓이면 습관성 변비, 간염, 암, 고혈압,

심장병, 비만, 당뇨병과 같은 질병으로 이어지게 된다.

앞서 말한 경우처럼 식습관과 생활습관을 바로 했는데도 피로와 신체 이상 현상이 생긴다면 이 두 독소들이 지나치게 몸에 쌓여 있는지 의심해봐야 한다. 즉 독소를 배출하는 배독에 문제가 있는 건 아닌지 점검해봐야 하는 것이다.

흔히 배독에 대해 흔히 하는 첫 번째 오해는 변을 잘 보면 배독에 문제가 없다는 인식이다. 그러나 인체는 하루 종일 수많은 독소들의 공격을 받으며 이 모두를 하루에 한 번, 최대 두 번 보는 대변만으로는 소화할 수 없다.

때문에 인체의 자정 시스템은 체내를 깨끗하게 유지하기 위해 할 수 있는 모든 방법을 동원한다. 땀과 호흡, 기침, 재채기, 소변, 구토, 침, 방귀처럼 외부로 배출되는 모든 물질을 동원해 독소를 외부로 내보내는 것이다.

따라서 기본적으로 배독을 원활히 하려면 비단 배변뿐만 아니라 땀과 호흡 등과 관련해서도 건강한 생활습관을 유지할 필요가 있다. 적절한 운동으로 땀을 흘리고 호흡은 깊이 쉬며, 물을 많이 마심으로써 땀과 소변의 배출을 돕는 식이다.

그럼에도 우리 몸에 독소가 유입되는 속도는 독소가 배출되는 속도보다 빠를 수밖에 없다. 때문에 정상적인 인체 대사의 배독에서만 완벽한 독소 배출 효과를 기대하는 것은 어리석은 일이다. 많은 해독 전문가들이 배변이나 다른 신체 활동만으로 몸 안의 독소를 전부 배출하는 것은 어렵다며 적절한 배독 프로그램을 통해 정기적으로 배독할 것을 권하는 이유도 이 때문이다.

배독 프로그램으로는 절식과 단식, 그 외에 다양한 방법들이 있을 수 있는데, 이 모두는 적절한 지도가 필요한 만큼 전문가를 찾아 올바른 방법을 익힐 필요가 있다. 무조건 단식이 독소 배출에 좋다고 시도했다가 심지어 목숨을 잃는 경우도 있으며, 과도한 절식 또한 오히려 신진대사의 균형을 무너뜨리거나 스트레스를 불러와 좋지 않은 결과를 내올 수 있다.

또한 설사약이 배독에 좋다고 해서 복용하는 이들이 있는데, 변비약의 오남용은 구토와 복통 등의 심각한 부작용은 물론 심하면 생명까지 위협할 수 있다.

몸의 배독을 위한 절식과 단식을 지나치게 하면 배독을 통해 얻고자 하는 건강효과와 더욱 멀어지게 된다. 오히려 배독을 위한 단식과 절식은 무조건 굶는 것이 아니라 독소가 든 음식을 멀리 하고 신체 대사를 되살리는 정도로 구성되어 있다. 배독을 도와주는 배독 보조제 역시도 제대로 된 것이라면 몸에 무리를 주지 않고 몸의 보양을 도와 배독을 원활히 해주는 단계의 것들이어야 한다.

따라서 정기적인 배독을 결심했다면, 지금부터라도 함부로 단식이나 절식에 도전할 것이 아니라 많은 정보들을 신중히 알아보고 자신에게 적절한 프로그램을 유연성 있게 이용할 필요가 있다. 전문가의 도움이 꼭 필요하다.

해독 시에는 숙변 제거가 필요하다?

최근 다이어트를 위해 장세척을 하는 사람들이 늘고 있다. 일 반적으로 장에 들러붙어 나오지 않는 숙변을 제거하면 몸의 독 소가 빠져 다이어트와 디톡스에 용이하다고 생각하는 것이다. 하지만 미끈한 점막으로 덮여있는 장에는 어지간해서는 찌꺼 기가 붙기 힘들며, 설령 어렵게 일부가 붙는다고 해도 장의 점 막이 계속 탈피하는 과정에서 찌꺼기들은 밑으로 내려갈 수밖 에 없는 구조이다.

실제로 전문의들이 대장내시경을 하면서 대장에 붙어 있는 변 을 본 적이 없다고 말한다는 점에서도 숙변의 존재는 명확히 밝혀진 것이라고 보기 어렵다.

독소는 몸 안의 독소만 빼는 것이다?

독소를 떠올리면 우선적으로 질 나쁜 환경이나 음식 등을 생 각하게 된다. 물론 맞는 말이다. 그러나 독소 배출에서 우리가 쉽게 간과하는 한 가지가 있다. 바로 심리적인 독소이다.

인간의 감정 상태는 몸의 기능과 건강과도 밀접하게 연결되어 있다. 문명이 발달하고 사회가 치열한 경쟁 구도로 전개되는 상황에서 우리는 미처 마음에 쌓인 스트레스를 해소할 시간도 없이 다시 경쟁의 수레바퀴 속으로 뛰어든다. 나날이 심해지는 경제 불황에서 얻는 스트레스도 만만치 않다. 언제 직장에서 쫓겨날지 모른다는 불안, 언제 빈곤층으로 떨어질지 모른다는 불안이 신경을 날카롭게 한다. 결국 이런 심리적 독소들은 마음의 병을 만들고, 신체에도 공격을 가하게 된다.

한 예로 우리가 불안을 느낄 때는 자율신경의 균형이 무너지면서 몸의 면역력도 극도로 떨어지게 된다. 면역력은 몸의 자율적인 방어 체계로서 외부에서 침입한 독소나 내부에서 생성된 독소로부터 몸을 방어하고 독소를 배출하는데, 불안과 스트레스가 이 면역 체계를 무너뜨림으로써 독소 배출 기능에도 장애를 가져오는 것이다.

실로 아파서 병원을 찾는 사람들 중에 10명 중에 1명, 병원에 입원한 환자의 3분의 1은 우울증을 앓고 있다, 또한 암 환자의 81% 정도가 병에 걸리기 전에 힘든 상황을 겪었고, 67% 정도는 병에 걸리기 전 우울과 근심 등의 심리 장애를 앓은 경험이 있다고 한다.

또한 미국 예일대학 의학 전문 대학원의 통계 자료에 의하면 병원에 입원한 환자 중에 76%는 심리적 원인으로 병에 걸린 경우라고 한다. 상황이 이러할진대 아무리 그 연관성이 눈에 또렷이 보이지 않는다고 해도, 마음의 병과 신체의 병을 무관하다고는 할 수 없을 것이다.

이 때문에 최근에는 육체적 배독과 동시에 심리적 배독도 병행하는 경우가 적지 않다. 배독을 진행할 때 명상을 같이 진행하거나 독소 배출을 위한 단식을 숲에서 진행하는 경우 등이다.

또한 스트레스를 관리하는 것도 중요하다. 많은 배독 전문가들은 독소를 몸 밖으로 내보내듯이 자신의 스트레스와 감정을 자유롭게 표현하는 것도 심리적 배독이라고 말한다. 특히 가부장적 사회에서 자라난 한국 남성들의 경우 눈물을 흘리거나 감정을 표현하는 데 인색한 만큼 더더욱 심리 배독이 필요하다. 마음껏 말하고, 운다던지 억지로라도 웃을 거리를 만들어 웃는 감정 요법도 심리 배독에 훌륭한 기능을 한다.

눈물이나 웃음은 우리 몸 안에 다양한 긍정적인 호르몬을 형성하는데, 크게 울고나 웃고 난 뒤에 개운한 느낌이 드는 것도 그 때문이다.

마지막으로 독소에 대해 적대적인 생각보다는, 내 몸의 독소가 들어오고 쌓이는 것은 누구 탓도 아닌 내 생활습관과 심리적 습관의 잘못이라는 점을 인식해야 한다. 독소는 외부로부터도 오지만 나의 식습관, 나아가 평소의 생활 태도로부터도 발생하기 때문이다.

심리 배독은 거창한 처치가 아닌 일상 속에서 꾸준히 실행할 수 있다는 이점이 있는 만큼 자신에게 걸맞은 심리 배독법을 꾸준히 익히고 실행하도록 하자.

아하! 그렇구나 모르고 있던 진실 43

쉽고 다양한 심리 배독법

심리 배독은 그렇게 어려운 것만은 아니다. 말하고 싶은 것은 말하고, 울고 싶을 때 울면서 마음속에 쌓인 심리적 독소들이 한층 덜어질 수 있다. 나아가 육체적 독소 배출과 함께 심리적인 독소를 배출하기 위한 건강한 심리 습관 또한 중요하다. 과거의 실수들은 빨리 잊고 되도록 현재를 즐기는 마음가짐이 필요하다.

독서 또한 감정의 흐름을 원활히 하며 마음을 순화시키는 기능을 한다. 실로 책을 읽을 때 우리 뇌는 슬픔이나 나쁜 기억을 잊고 원활하게 순환한다고 한다.

외부 독소부터 차단해야 한다

해독이 건강의 중요 키워드로 떠오르면서 많은 이들이 배독에 효과가 좋다는 다양한 식품과 약을 찾고 있다. 하지만 이 식품과 약만으로 몸 안의 독소가 깨끗이 제거되리라 기대하는 것은 어불성설이다. 이는 환경오염이 극심한 곳에서 창을 열어놓고 공기청정기를 트는 식의 임시방편에 불과하다.

이보다 먼저 신경 써야 할 것은 독소가 유입되는 경로를 차단하는 것이다. 독소는 계속 유입되고 있는데 약과 식품에만 의존하는 것은 밑 빠진 독에 물 붓기이며, 귀한 돈을 쓰고도 제대로 효과를 볼 수 없는 결과를 낳게 된다.

그런데 외부 독소의 차단 중에 가장 신경 써야 하는 장소는 어디일까? 놀랍게도 아이들과 가족들이 가장 오랜 시간 머무르는 곳, 바로 집이다. 사실 직장을 다니거나 밖에서 일을 하는 경우 외부 환경을 제어하는 것이 쉽지 않다. 하지만 집안의 환경을 개선하는 것은 개개인의 노력만으로도 충분히 해낼 수 있다.

그렇다면 집안에서 우리가 경계해야 할 독소의 첫 번째는 무엇일까? 바로 화학적 독소로 알려진 환경호르몬이다. 근래 환경호르몬의 문제가 심각해지고 있다. 하루가 멀다 하고 미디어에서는 우리 음식, 건축자재, 플라스틱에서 유발되는 환경호르몬의 문제를 다루고 있다.

환경호르몬이란 인체에 침투해 호르몬의 작용을 방해하거나 혼란시키는 물질을 총칭하는 말로, 학술 용어로는 '내분비계 교란물질'이라고 부른다.

이 환경호르몬은 일종의 가짜 호르몬으로서 몸속 세포 물질과 결합해 비정상적인 생리작용을 낳거나, 심지어는 진짜 호르몬이 하는 역할을 빼앗아 생식 기능의 이상, 성비 균형의 파괴, 호르몬 분비의 불균형, 면역기능 저해, 유방암, 전립선암 등의 원인을 불러일으킨다.

정부 집계에 따르면 2002년 대기와 물, 토양 등에 배출되는 환경호르몬의 양이 1998년보다 80%나 증가한 상황에서 환경호르몬을 피할 수 있는 방법이 절실해지고 있다. 하지만 환경호르몬은 여러 경로를 통해 우리의 인체에 침입하므로 딱히 피할 수 있는 방도를 찾기가 어렵다는 것이 전문가들의 의견이다. 하지만 생활 속에서 이를 방지하는 길은 얼마든지 있다.

환경호르몬으로 추정되는 물질은 각종 산업용 물질, 살충제, 농약, 유기중금속류, 다이옥신류, 의약품으로 사용되는 합성 에스트로겐류 등을 들 수 있다. 그런데 놀랍게도 우리가 집안에서 사용하는 물건들 중에 이런 환경호르몬이 다량 배출되는 재료들이 적지 않다.

벽지와 바닥재의 경우가 대표적이다. 벽지에서도 화학 성분이 배출되지만 도배할 때 쓰는 합성 풀에는 특히 유해물질이

다량 포함되어 있는 만큼 친환경 소재의 벽지와 풀을 사용해야 한다. 바닥재 역시 합성수지 자체의 문제뿐만 아니라 발바닥과 닿으면서 정전기를 일으켜 전자파와 비슷한 피해를 준다. 이미 바닥재를 깔았다면 환기를 잘 시키고 순면, 대나무, 왕골 등 천연 소재로 된 깔개나 슬리퍼를 사용해야 한다.

대표적인 가구인 소파와 쿠션의 레자 등의 합성 가죽도 독성 플라스틱 기체를 뿜는다. 천연 가죽도 가공 과정에서 염화메틸렌 등 유해 물질을 쓰므로 조심하자. 소파 옆에 숯, 식물 등을 놓아두면 피해를 줄일 수 있다.

카펫 역시 포름알데히드 등의 유해 물질이 사용되고 진드기나 곰팡이의 보금자리가 되므로 카펫을 피하거나 사용한다면 물세탁이 편한 순면 제품을 선택한다.

이외에도 살충제 사용도 많은 논란이 있다. 흔히 인체에는 무해하다는 표기가 적혀 있는 제품들이 많지만, 살아있는 다른 생물을 죽이기 위한 성분이라면 예기치 못한 방식으로 인간에게도 해로울 수 있다. 따라서 파리나 진드기 등도 살충제를 사용하지 않고, 다른 방법으로 잡는 것이 좋다.

또한 아이들이 흔히 가지고 노는 장난감도 페인트칠을 하지 않은 나무나 천연 섬유 재질의 것이 좋다. 또 플라스틱의 경우 입에 대면 그 피해가 더욱 커지므로 아무것도 모르는 아이들이 장난감을 입에 넣지 않도록 잘 돌봐야 할 것이다.

화장지에는 기본적으로 표백제 등 화학물질이 사용된다. 특히 향기 나는 화장지는 향료까지 사용된다. 누렇고 질 나빠 보이는 휴지가 오히려 건강에는 더 좋다는 점을 명심하자.

화장지에는 기본적으로 표백제 등 화학물질이 사용된다. 특히 향기 나는 화장지는 향료까지 사용된다. 누렇고 질 나빠 보이는 휴지가 오히려 건강에는 더 좋다는 점을 명심하자.

아하! 그렇구나 <small>모르고 있던 진실 44</small>

공기청정기와 정수기 사용에는 주의가 필요하다

공기와 물·식품 또한 독소 유입 방지와 배독을 위해 신경 써야 할 부분이다. 항상 공기청정기와 정수기 등을 사용하고, 음식은 되도록 식품첨가물이 들어 있지 않고 원재료를 살린 것을 골라야 한다. 다만 공기청정기와 정수기를 사용한다면 필터로 인한 2차 오염을 주의해야 한다. 아무리 공기청정기와 정수기를 사용해도 필터가 오염되어 있다면 아무 소용이 없다.

따라서 공기청정기와 정수기를 사용하기로 결정했다면 정기적으로 필터를 교체해주는 등 철저한 관리가 필요하며, 그것이 어렵다면 렌탈 업체를 이용해 정기적인 교체 서비스를 받는 것이 좋다.

해독은 비우기만 하는 것일까?

'해독 = 단식' 이라는 공식을 가지고 있다면 해독은 비우기와 동시에 채우는 일 또한 소홀해서는 안 된다는 이야기에 고개를 갸웃할 수도 있을 것이다. 기본적으로 해독이란 몸에 생명력과 활기를 불어넣는 작업이며, 부족하거나 모자란 부분을 보수한다는 점에서 헌 집을 고쳐 새 집을 짓는 일과 비슷하다.

나아가 해독은 단식뿐만 아니라 적절한 음식물과 영양을 통해서도 이루어진다. 최근 몸의 독소를 빼준다는 디톡스 재료들이 각광 받고 있는 것도 다양한 채소와 근채류, 해조류 등에 해독 기능이 있기 때문이다.

특히 해독에 중요한 영양소는 필수 지방산과 아미노산, 미네랄 등이다. 이 영양소들은 산화된 활성산소를 제거하여 세포의 건강을 유지하고 우리 몸에 쌓인 노폐물을 녹여 배출하는 데 중요한 역할을 한다.

하지만 우리가 일상적으로 섭취하는 식단만으로는 이런 물질을 섭취하기 어렵다. 토양과 물의 오염, 과도한 화학 비료와 농약 사용, 유통과 보존에 쓰이는 방부 처리까지 식품 원자재의 영양소를 파괴시키는 요인들이 과거에 비해 훨씬 증가했기 때문이다.

때문에 일상 속에서 해독을 진행하고 싶다면 해독에 중요한 영양소들을 기능 식품이나 건강 보조제, 영양제 등으로 섭취해주는 것이 효과적이다. 나아가 단식을 하더라도 단식이 끝난 뒤 나쁜 세포들이 빠져나간 자리를 건강한 세포로 채우기 위한 보식 기간을 철저히 지켜야 한다. 이 보식 기간에 어떤 음식물을 먹느냐가 단식의 성공 여부를 결정할 수 있는 만큼 건강한 유기농 식품과 건강 기능 식품 등을 적절히 선별해 규칙적으로 섭취해야 한다.

보식 기간에 섭취하면 좋은 해독 보조 식품으로는 다음과 같은 것들이 있다.

해독 야채 스프

해독 기간에 제일 중요시 여겨야 하는 것이 물이다. 우리 몸의 3분의 2는 물로 이루어져 있는 만큼, 해독 기간에 충분한 수분 섭취를 하면 해독 작용을 강화할 수 있다. 나아가 단식 후나 해독을 위한 절식을 할 때 야채 스프를 자주 마셔주면 충분한 수분을 섭취해서 노폐물의 배출도 순탄하게 이루어진다.

생식

화식은 효소와 비타민 등 해독에 필요한 영양소를 파괴한다. 해독 중에 식물성 영양소와 살아 있는 효소가 들어 있는 과일과 채소, 견과류 등을 섭취해주면 간이 강화되어 몸의 해독을 도와준다.

천연 식품

해독 기간에 가공 식품을 먹는 것은 금물이다. 인공 감미료나 화학 첨가물이 해독을 방해하고 오히려 몸에 독을 쌓게 된다. 해독 기간에 위와 같은 음식물 위주의 식단을 차리고 적절히 영양제나 기능 식품을 복용하면 노폐물의 배출이 원활해지고 세포의 건강을 되찾아 훌륭한 채우기를 할 수 있다.

아하! 그렇구나 모르고 있던 진실 45

숙취를 해소하려면 뭐든 많이 마시고 먹어라?

과음을 하게 되면 탈수현상이 일어나고 몸 안에 알코올 독소가 쌓인다. 때문에 과음 후에는 당분과 수분을 충분히 보충해 탈수를 막고 알코올 해독을 도와야 한다.

이 때문에 다음 날 아침, 갈증과 숙취 해소를 위해 냉수를 많이 마시는 경우가 있는데 위장이 좋다면 이것이 술의 분해산물 '아세트 알데하이드'를 빨리 배출해주어 좋지만, 만성소화불량이 있는 사람이 냉수나 차가운 음료를 많이 마시면 오히려 위의 소화기능과 간의 알코올 분해 활동이 떨어질 수 있다.

또한 술을 많이 마시면 저혈당 상태로 심한 허기를 느껴 고칼로리 음식을 찾게 되는데 이는 이미 피로해진 위와 간을 또 한 번 괴롭히는 결과를 낳을 수 있다. 따라서 지나치게 맵거나 짠 해장국, 기름에 볶거나 튀긴 음식, 라면, 과자 등의 인스턴트식품은 피하고 위에 자극이 적은 콩나물국이나 북어국, 조갯국 등 맑은 국물과 당분이 있는 차를 마시면 도움이 된다.

당뇨와 비만은 해독이 절실한 질병이다

대부분은 모르는 사실이지만, 현대인을 괴롭히는 대표적 질병인 당뇨와 고혈압, 고지혈증 등도 일차적으로 해독이 절실한 질병이다. 이미 몸의 기관에 독소가 가득 쌓인 상태인데 무작정 약만 복용하다가는 화학 제재로 인한 독소까지 쌓여 이 질병들이 만성화될 가능성이 높다.

예를 들어 고지혈증은 저밀도 저단백 콜레스테롤 수치가 높아지면서 생긴다. 과도한 지방을 섭취한 후 우리 몸에 쓰이지 못하고 남은 콜레스테롤이 몸 안에 쌓이는 것이다. 나아가 이렇게 과산화지질이 체내에 많이 쌓이면 내장 기관들의 중요한 통로들이 막히면서 무기력증과 만성 피로, 두통 등이 올 수 있다. 실로 특별히 아픈 곳이 없는데 피로가 심하고 두통을 호소하는 경우 콜레스테롤 수치가 매우 높은 경우가 많다.

당뇨병도 마찬가지로 기름진 음식과 마음의 불안, 유해한 환경의 지나친 외부 독소의 침입과 인체 독소 배출 기능의 저하가 한 몫을 한 병이다.

특히 당뇨 독소는 열을 동반하는데, 아무리 물을 마셔도 갈증이 가시지 않는다. 이는 외부 독소들이 면역 시스템을 망가뜨려 인체를 구성하는 진액 생성 기능이 마비되었기 때문이다. 특히 당뇨는 배독 통로가 심하게 막혀 몸에 쌓인 독이 유해한 물질을 배출함으로써 다양한 합병증을 유발할 수 있다.

비만 또한 해독과 관련해 살필 경우 대표적인 독소 질환으로 구분해야 한다. 단순히 조금 먹고 운동하는 것만으로는 비만을 극복할 수 없다. 인체는 80%가 수분이고 지방 역시 수분이 12%를 차지한다. 설사 체중을 줄였다 해도 이것이 모두 지방 감소량이라고 단정할 수는 없다는 것이다.

배독 이론에서는 비만이 지나치게 섭취한 열량이 체내에 지방 독소를 만든다고 설명한다. 또한 이렇게 쌓인 독소가 제대로 배출되지 않음으로써 문제가 발생하는데, 이때 체내 배독

통로의 기능을 회복하여 체내에 잔류하고 있던 독소를 몸 밖으로 배출하면 비만도 자연스럽게 치료된다.

따라서 위와 같은 질병에 걸렸다면 우선적으로 몸의 독소를 제거해 신진대사를 원활히 하는 해독을 먼저 고려해볼 필요가 있다. 몸의 바탕이 제대로 만들어져야 질병의 치유도 쉬워질 수 있기 때문이다. 또한 평소에 물을 많이 마시는 등 배독에 도움이 되는 습관들을 살펴 생활 속에서 실천하면 훨씬 효과가 좋다.

아하! 그렇구나 <small>모르고 있던 진실 46</small>

물은 목마를 때만 마시는 것이다?

인체는 60~70%가 물로 이루어져 있다. 물은 몸의 대사순환을 돕고 노폐물을 배출해주는 최고의 명약이라고 할 수 있다. 때문에 평소에 물을 하루에 자기 체중(Kg) X 30ml (70kg X 30ml=2,100ml) 정도 마시는 것이 건강에 큰 도움이 된다.

또한 땀을 흘리며 운동하는 전후에도 충분한 수분을 섭취해주면 노폐물 해독에 더 큰 도움이 된다. 반면 같은 수분이라도 우유 등의 낙농 제품은 대사 흐름에 큰 도움이 되지 않으므로 삼가고 대신 싱싱한 과일이나 엽록소가 풍부한 채소, 해초, 수수나 현미 등을 먹으면 몸을 알칼리화시켜 산화를 막아준다. 또한 엽록소가 풍부한 음식도 체내 산소를 증강시키고 장기를 청소하는 데 유익하다.

다양한 배독 방법을 배우자

배독에 대한 흔한 오해 중에 하나는 한 번 할 때 제대로 하면 한 동안 배독을 하지 않아도 된다는 것이다. 그러나 한 번의 배독으로 몸이 완전히 해독되는 것은 불가능하다. 인체는 신진대사를 하면서 끊임없이 내부 독소를 만들어내며, 환경으로 인한 외부 독소 또한 지속적으로 몸에 쌓이게 된다. 따라서 배독은 한 번의 거창한 해독으로 가능한 것이 아니라 일상 생활 속에서도 꾸준히 이어져야 한다.

나아가 이런 오해를 만들어내는 가장 큰 이유는 반드시 힘겨운 단식을 해야만 해독이 제대로 이루어진다고 믿는 편견이다. 해독 방법에 단식만 있는 것은 아니다. 음식을 이용하는 음식 배독, 운동을 통해 독소를 배출하는 운동 배독도 있다. 이 다양한 배독들을 일상화하는 것만으로도 일정 정도는 해독이 가능하다.

이 중에 가장 쉽게 응용이 가능한 것은 음식 배독이다. 하루에 세 끼를 챙겨 먹는 일반인들도 식단의 조절이나 변용을 통해서 몸의 독소 배출을 도울 수 있기 때문이다.

다음은 배독에 도움을 주고 손쉽게 찾아볼 수 있는 식품들을 분류별로 정리한 것이다. 평소 장을 보러 갈 때 계절마다 공급되는 제철 채소 중에 해당되는 것들이 있다면 장바구니에 담아 꾸준히 섭취해보자.

● **오이 :** 인체의 신진대사를 촉진하고 비타민 C의 함량이 수박보다 5배가 높다. 열을 식혀주고 독을 배출하며 당류 물질이 지방으로 전환되는 것을 막아준다.

● **배추 :** 독소를 배출하고 열을 식히는 기능을 한다. 특히 풍부한 섬유질이 장의 독소를 희석시키고 변비를 방지한다. 양배추 역시 당이 지방으로 전환되는 것을 막아주며 펙틴이라는 성분이 장의 독소 흡수를 막고 노폐물을 대변과 같이 배출시켜 질병 예방에 뛰어난 효과를 보인다.

● **브로콜리 :** 소화를 촉진시키고 배독 효과가 크며 인체 세포 생성을 촉진한다. 또한 항암 효소를 활성화시켜 암 예방 효과가 뛰어나다.

● **다시마 :** 풍부한 요오드와 아미노산 알긴산 등이 체내의 염

증을 가라앉히고 콜레스테롤을 흡수해 몸 밖으로 배출시켜 혈압 안정 효과가 뛰어나다. 미역 역시 이뇨 작용에 도움을 주는 이상적인 배독 음식이다.

● **선지** : 동물성 식품으로는 드물게 배독 작용이 있다. 배변을 돕고 혈장 단백질이 장을 청소하고 해독한다. 또한 각종 유해 먼지와 중금속과 노폐물을 배출하는 데 도움을 준다.

다만 선지의 원료인 혈액 속에는 일정 부분 노폐물이 존재하므로 맛이 좋다고 과다 섭취하는 것은 금물이다.

● **미나리** : 대표적으로 잘 알려진 배독 식품으로 섬유질이 체내 노폐물을 여과한다. 자주 먹으면 신체 독소 배출이 원활해지고 체내 수분량이 조절되며 숙면에도 도움이 된다.

● **현미** : 풍부한 식이섬유가 장을 통과하면서 독소와 노폐물을 몸 밖으로 배출시킨다.

이외에도 운동 배독도 응용이 쉬운 배독이다. 운동 배독의 핵심은 운동하는 시간과 운동하는 장소, 운동량이다. 대개 아침에 운동하는 것이 좋다고 하지만, 아침에는 혈액의 혈소판 함량과 혈액 점도가 높아 혈액 순환이 어려워지면서 심장발작의 위험이 있다.

반면 저녁에는 혈소판 함량과 혈액 점도가 떨어질뿐더러 반나절 동안의 활동의 영향이 축적되어 있고 산소 흡수량도 크다.

또한 운동을 할 때 무리하게 하는 것보다는 숨이 조금 차면서 땀이 어느 정도 배어날 정도가 가장 적합하다. 특히 봄이나 겨울처럼 온도가 낮은 경우에는 과도하게 땀을 흘리면 모공이 확장되어 차가운 기운이 체내에 침입할 수 있다.

따라서 추운 날씨에는 옷을 적당히 입음으로써 체온을 보호하면서 운동을 해야 하며, 추운 날씨가 시작되는 가을 무렵에는 매주 한 번씩 사우나에 가서 신진대사를 촉진하고 독소를 배출하는 것이 좋은 배독 습관이 될 수 있다. 이때는 사우나 전후로 물을 한 컵씩 마시면 배독 효과를 신장시킬 수 있다.

이외에도 다양한 배독 방법이 있으나 전문가의 도움을 받아서 할 필요가 있다.

아하! 그렇구나 모르고 있던 진실 47

추운 날에 운동하기

겨울에도 운동을 통해 배독은 꾸준히 이루어져야 한다. 하지만 추운 날씨 때문에 운동하기가 쉽지 않다.

운동은 실외에서 하는 것이 좋지만, 지나치게 추운 날에는 실외 운동이 무리를 가져올 수 있다. 따라서 날이 추워져 몸이 뻣뻣한 날에는 실내에서 적당히 운동하고 설사 실외로 나간다고 해도 빨리 걷기 등 가벼운 운동 위주로 하는 것이 효과적이다.

9장

건강하려면
음식궁합도
알아야 한다

무조건 골고루 먹으면 건강하다는
생각은 NO!

이제 우리는 균형 잡힌 식생활의 중요성에 대해 너무 잘 알고 있다. 먹고 마시는 어느 것 하나 가벼운 것이 없으며, 결국 식생활이 우리 몸과 건강에 가장 직접적인 영향을 미친다는 점을 깨달았기 때문이다.

웰빙 바람이 불면서 아무리 맛있는 음식도 절제하고, 최상이라 믿는 식재료도 다시 한번 살피는 이들이 많아지고 있다. 일차적으로 가장 중요한 부분은 하루 끼니를 잘 챙겨먹는 일일 것이다.

하지만 또 한 가지 중요한 부분이 있다. 이렇게 신경 써서 섭취하는 음식들의 영양이 체내에 잘 흡수될 수 있도록 하는 것이다. 그런 의미에서 식재료의 궁합을 아는 것은 더더욱 중요하다. 골고루 먹는 것도 중요하지만, 무조건 골고루 먹는 다고 상책은 아니기 때문이다. 바로 이 부분을 염두에 두고 체계적으로 정리된 것이 음식궁합이다.

음식궁합이란 말 그대로 사람과 사람 사이의 궁합처럼 음식에도 좋고 나쁜 궁합이 있다는 이론이다.

따로따로 만나면 정말 좋은 사람들이 있다. 그런데 이 두 사람이 만나면 꼭 싸우게 되는 경우가 있다. 음식도 마찬가지다. 함께 먹으면 득이 되는 음식과 해가 되는 음식이 있다. 그래서 음식궁합이 중요한 것이다.

궁합이 좋은 음식은 맛을 도울 뿐 아니라 영양학적으로도 서로 보완하는 역할을 한다. 반면 궁합이 나쁜 음식은 서로의 영양 흡수를 방해해 영양 흡수를 떨어뜨리거나 심하면 독을 만들어내기도 한다. 지금껏 맛에 이끌려 또는 습관적으로 무심코 먹어왔던 음식들을 영양의 어울림을 정확히 알고 꼼꼼히 따져서 섭취해야 하는 이유가 여기에 있다.

우리 어머니들은 오래전부터 전해 내려온 음식에 대한 지혜를 몸소 실천했다. 된장과 부추, 닭고기와 인삼 등의 궁합이 각각 따로 먹을 때보다 함께 먹을 때 몸에 더 이롭다는 것을 알았다. 또한 돼지고기를 먹을 때는 새우젓을 함께 내놓았다.

그런데 놀랍게도 이런 지혜들은 현재 과학적으로도 그 효용이 증명되었다. 된장과 부추의 경우 부추는 된장에 없는 비타민 A와 C를 보충하는 동시에 나트륨의 배출을 도와 영양의 균형을 잡아준다. 한 사람이 1년에 평균 14.3kg을 섭취한다는 닭고기는 실제로 인삼과 찰떡궁합을 이룬다. 지방이 적고 필수

아미노산 함량이 높은 닭고기와 스트레스 해소, 자양강장에 효과적인 인삼이 만나 그 영양이 배가 되기 때문이다. 삼계탕이 원기회복에 좋은 보양식으로 손꼽히는 이유도 이런 조화 때문이다.

그런가 하면 새우젓에는 돼지고기의 단백질과 지방을 빠르게 소화시켜주는 프로테아제라는 성분이 들어있는데 이것은 새우젓이 발효될수록 많이 생기는 특징이 있다. 즉 새우젓의 이 프로테아제 성분이 기름진 돼지고기의 소화를 도와주므로 새우젓과 돼지고기는 아주 좋은 조합이다.

예로부터 아는 것이 힘이라고 했다. 음식의 흡수를 최대한 증가시켜주고 서로 이로운 성분을 만들어내는 음식궁합은 결코 무시할 만한 것이 아니다.

물론 '골고루 먹는 것은 건강하다' 는 명제는 여전히 유효하다. 그러나 특정 음식을 많이 먹게 될 때에는 더 맛있고 효율적이고 똑똑한 식탁을 차리기 위해서는 '음식궁합을 맞춰 먹으면 건강하다' 라는 명제로 한 단계 발전해서 생각해볼 필요가 있다.

때로는 좋은 음식도 상극이 된다

바지락 같은 조개류는 미네랄이 풍부하고 단백질과 비타민이 많은 대표적인 건강 음식으로 간에도 좋다고 알려져 있다. 하지만 간염 바이러스 보균자의 경우에는 바지락과 조개류를 조심할 필요가 있다. 간은 철분을 축적하는 성질이 있어 철분이 과다 축적되면 간세포를 손상시키는데, 바지락에는 철분이 많기 때문이다.

특히 간염 보균자의 경우 철분이 더 잘 쌓인다고 알려져 있다. 이 경우에는 바지락뿐만 아니라 철분이 많은 붉은 살코기 등도 조심해야 한다.

항상 음식궁합을 맞춰 먹는 것이 어렵다면?

여타 건강지식과 마찬가지로 음식궁합 또한 알아두면 득이 되는 중요한 정보이다. 생명을 유지하기 위해서는 어쨌든 매일 적정한 양의 음식을 섭취해야 하고, 그런 면에서 음식궁합을 알아두고 실천하는 것이 효율적이고 훌륭한 건강관리의 첫걸음이 될 수 있다.

물론 당근에 포함된 칼슘과 인, 비타민A를 제대로 섭취하려면 식용유에 볶아야 한다거나, 고구마와 동치미를 함께 먹는 건 목도 덜 메지만 동치미의 무가 소화를 도와주기 때문이라는 사실처럼 잘 알려진 음식궁합들도 적지 않다.

매끼 음식궁합을 지키는 건 쉽지 않다는 의견도 많지만, 중요한 것은 정보의 질과 양이다. 음식궁합에 폭넓은 관심을 가지고 좋은 음식궁합, 나쁜 음식궁합을 함께 알아두고 요리 시 하나씩 익혀간다면 나중에는 굳이 의식하지 않아도 서로 궁합이 훌륭한 식단을 차릴 수 있게 되는 것이다.

그중에서도 육류는 최근 식탁 위에 오르는 빈도가 높아지면서 적절한 음식궁합을 통해 그 독성을 해독하는 다양한 음식궁합이 필요한 재료들이다. 육류는 지나치게 먹으면 다양한 만성질환을 불러올 수 있는 만큼 반드시 음식궁합을 익혀 평상시 조리에 활용하면 좋다.

아무리 궁합을 잘 맞춘다 해도 과잉섭취인 경우는 해가 심각하다. 고기를 섭취하는 것은 단백질 섭취가 주목적이다. 단백질의 1일 섭취 기준은 체중 1kg당 1g이다. 과다 섭취가 되지 않도록 노력해야 한다. 단백질과 지방의 과다 섭취는 몸에 많은 독소를 만들어 낼 수 있다는 것을 명심하자.

돼지고기 + 표고

돼지고기는 비타민B가 풍부한 반면, 다량의 콜레스테롤을 함유하고 있다는 약점이 있다. 하지만 이를 보완할 방법은 있다. 콜레스테롤이 걱정된다면 표고버섯과 함께 먹는 것이 좋다. 표고버섯에 들어있는 식이섬유소가 콜레스테롤의 체내 흡수를 억제해주기 때문이다.

돼지고기 + 녹차

돼지고기가 녹차와 만나면 녹차의 카테킨 성분과 식이섬유가 돼지고기의 지방을 흡착해 체외로 배출하는 역할을 하고, 녹차의 리파아제와 프로타아제라는 풍부한 소화효소가 돼지고기의 지방과 단백질을 분해해주어 소화를 돕는다.

돼지고기 + 김치

김치가 발효되는 과정에서 생성된 다량의 프로타아제가 소화제 구실을 한다. 돼지고기의 주성분 중 하나인 단백질은 소화되면 펩타이드를 거쳐 아미노산으로 바뀌는데, 이때 필요한 것이 단백질 분해효소인 프로타아제이다.

돼지고기 + 상추

상추가 육류에 부족한 비타민 C와 베타카로틴, 섬유질을 보충해주는 역할을 한다. 뿐만 아니라 체내 콜레스테롤이 쌓이는 것을 막아주고 피를 맑게 해준다.

돼지고기 + 새우젓

돼지고기의 주성분은 단백질과 지방이다. 단백질이 소화되면 펩다이드를 거쳐 아미노산으로 바뀌는데, 이때 필요한 것이 단백질 분해효소인 프로타아제다. 새우젓은 발효되는 동안에 대단히 많은 양의 프로타아제가 생성되어 소화제 구실을 한다.

소고기

소고기 + 들깻잎

소고기의 주성분은 단백질이며 칼슘과 비타민 A가 매우 적고, 비타민 C는 전혀 없다는 특징이 있다. 그에 반해 깻잎은 칼슘과 철분, 비타민 A와 C가 풍부하다. 따라서 소고기와 깻잎을 함께 먹으면 영양이 균형을 이룰 수 있고 엽록소의 효과도 기대할 수 있다.

소고기 + 배

배에는 소화율을 높이고 소고기를 부드럽게 해주는 성질이 있다. 소갈비를 먹을 때 배를 갈아 넣거나 육회에 배를 채 썰어 넣는 이유가 여기에 있다.

소고기 + 파인애플

소고기를 조리하기 전에 파인애플 즙을 넣어 숙성시키면 파인애플의 브로멜린이라는 소화효소가 소고기 속 단백질의 분해를 돕는다.

닭고기

닭고기 + 인삼

닭고기는 다른 육류에 비해 칼로리가 적고 소화가 용이하며 필수아미노산 함유량이 높은 대표적인 건강 육류이다. 인삼은 사포닌이 풍부해 피로회복과 강장효과가 있다. 흔히 삼계탕에 넣는 인삼은 닭고기와 궁합이 잘 맞는다. 인삼이 닭고기 속 단백질 양은 늘리면서 지방은 줄인다. 소화율 역시 닭고기 하나만 조리했을 때보다 인삼과 함께 만들었을 때 높다.

닭고기 + 마늘

마늘 또한 삼계탕 등 닭요리의 재료에 무난하게 자주 쓰이는 식재료이다. 마늘은 강장 효과가 뛰어나고 살균 작용이 있을 뿐 아니라 닭고기의 단백질 소화 흡수를 도와주고 지방 흡수는 줄여준다.

닭고기 + 전복

닭고기와 마찬가지로 전복 역시 미네랄이 풍부한 영양 가치가 높은 음식이다. 다만 전복은 찬 기운이 많은데 이 전복이 따뜻한 성질인 닭과 만나면 서로의 기운을 보조해 소화 흡수율이 좋아진다.

아하! 그렇구나 　모르고 있던 진실 49

서로 만나면 좋은 다양한 음식궁합들

비타민과 미네랄이 풍부한 굴과 알칼리성 식품인 레몬을 함께 먹으면 굴이 가진 철분 흡수율을 높여주며, 콩은 요오드가 많이 든 미역과 다시마를 함께 먹어주면 좋다. 멸치와 풋고추도 좋은 조합이다. 멸치는 칼슘이 많은데, 풋고추에는 칼슘 흡수를 돕는 철분이 함유돼 있어 함께 먹으면 멸치의 칼슘을 더 잘 흡수할 수 있기 때문이다.

우리가 흔히 먹는 호박을 계란물에 입혀 지진 호박전도 단백질 흡수가 용이해 훌륭한 영양식이 된다. 휴게소에서 먹는 감자버터구이도 좋은 궁합이다. 버터가 감자의 비타민 흡수를 돕고 감자의 칼륨은 버터의 염분 흡수를 막아주기 때문이다. 완전식품이라 불리는 두부도 미역과 함께 먹으면 영양 흡수율이 높아진다.

나쁜 음식궁합도 알아두어야 한다

예로부터 우리 조상들은 음식궁합뿐만 아니라 음식으로 질병을 고치기도 했다. 이른바 '음식으로 병을 고치는 약식동원'을 일상화했다는 의미인데, 이들은 음식이야말로 우리 몸의 질병을 초래하거나 낫게 하는 중대한 원인이라고 보았기 때문이다.

최근에는 음식은 대강 먹고 질병이 생기면 약으로 치료하는 이들이 많아졌지만, 어떤 질병이건 그 근원에는 스트레스, 나아가 잘못된 식습관이 존재한다. 그런 의미에서 잘못된 음식궁합을 살펴보고 되도록 건강한 조합으로 음식을 먹으려는 노력 또한 건강관리에 큰 도움이 된다. 그렇다면 일상적으로 쉽게 접하는 잘못된 음식궁합은 무엇이 있을까?

돼지고기 ↔ 콩

돼지고기와 콩은 상극이다. 중국의 의학 서적 『식료본초』에 의하면 "아기에게 볶은 콩과 돼지고기를 함께 먹이면 기가 막혀 열에 여덟은 죽는다. 하지만 10세 이상은 괜찮다"는 기록이 나와 있다.

쇠고기 ↔ 고구마

쇠고기와 고구마는 함께 먹으면 좋지 않다. 소화에 필요한 위산 농도가 달라 유효 성분의 소화와 흡수를 방해하고 위에 머무르는 시간이 길어져 속이 더부룩해진다.

팥죽 ↔ 설탕

팥죽은 흔히 '단' 팥죽이라고 해서 달콤한 맛을 떠올리기 되지만 영양을 생각한다면 식성을 바꾸는 것이 좋다. 단팥죽에 넣는 백설탕은 팥의 사포닌 성분을 파괴하기 때문이다. 따라서 팥죽은 소금으로 간해서 먹는 것이 좋다.

오이 ↔ 무

많은 이들이 오이와 당근의 조합이 좋지 않다는 것은 알지만, 오이와 무는 함께 먹는 경우가 많다. 그러나 오이에는 비타민 C를 파괴하는 성분인 아스코르비나제가 들어 있다. 흔히 물김치 등에 오이와 무를 함께 넣는데 오이의 성분이 무의 비타민을 파괴하게 된다.

토마토 ↔ 설탕

토마토에 설탕을 뿌려 먹는 게 좋지 않다는 사실은 이제 모든 이의 상식이 되었다. 토마토는 설탕과 만나면 비타민이 파괴되어 제대로 된 영양을 섭취할 수 없기에 설탕보다는 소금을 곁들여 먹는 것이 좋다.

콩 ↔ 치즈

콩과 치즈는 둘 다 칼슘이 풍부한 대표적인 식품이지만, 같이 먹기보다는 따로따로 섭취하는 게 좋다. 콩에 풍부하게 함유된 인산 때문에 콩을 치즈와 동시에 먹으면 인산칼슘이 만들어져 치즈의 칼슘을 흡수할 수 없게 되기 때문이다.

장어 ↔ 복숭아

장어는 원기회복에 탁월한 영양을 갖췄고 복숭아는 니코틴 해독에 좋은 과일이지만 장어는 지방 함량이 21%로 높은 편이다. 장어와 복숭아를 함께 먹으면 복숭아에 함유된 유기산이 지방 소화를 저해해 설사를 유발하게 된다.

꽃게 ↔ 감

장희빈의 아들인 경종도 이로 인해 죽었다고 알려질 정도로 꽃게와 감은 상극 음식이다. 간장게장 등의 음식과 홍시나 생감을 함께 섭취하지 않도록 주의해야 한다.

만나면 해가 되는 음식궁합들

잘 어울린다고 알려진 맥주와 치킨, 맥주와 땅콩도 성질이나 영양학적으로 잘 맞지 않는 음식궁합이다. 홍차에 꿀을 타먹는 것도 이로운 성분을 흡수하는 것을 방해하며, 도토리묵과 감의 조합은 변비, 빈혈증을 일으킬 수 있다.

문어와 고사리는 소화불량을, 시금치와 근대를 함께 먹는 것은 담석증을 초래할 수 있다. 조개류와 옥수수를 함께 먹는 것도 소화에 큰 지장을 줄 수 있다. 도라지와 돼지고기를 함께 먹으면 도라지의 좋은 성분을 잃게 된다.

기름에도 음식궁합이 있다

　예전 우리 어머니들은 튀김이나 전 요리 등에 대부분 콩기름을 사용했다. 하지만 최근 다양한 기름들이 수입되고 개발되면서 대형마트 식품코너에 가보면 각양각색의 식용유가 몇 칸의 선반을 채우고 있다. 나아가 웰빙 시대에 발맞추어 식용유도 일반적인 콩기름부터 고급원료를 사용한 프리미엄 웰빙유까지 점점 다양한 종류를 선보이고 있다.

그런데 이 기름들을 대강 쓰는 것은 안타까운 일이다. 모든 기름에는 각자 어울리는 식품과 조리법이 있다. 원료에 따라 영양과 색깔뿐만 아니라 향과 온도점도 다르기 때문이다. 따라서 이를 요리에 활용하는 방법 또한 달라져야 한다.

실로 각각의 요리에 맞는 기름은 따로 있으며, 궁합이 맞는 기름을 사용하면 음식 맛이 더 좋아지게 된다. 실로 많은 이들이 건강과 기능을 생각해 올리브유와 포도씨유를 사용하는가 하면 카놀라유, 현미유, 아몬드유 등 다양한 기름도 요리 특성에 맞게 사용하는 추세다.

콩기름

담백하고 고소한 맛의 콩기름은 대표적인 식용유로 다양한 요리에 사용된다. 향이 무난하고 콩의 영양가가 높다. 하지만 높은 온도에서는 기름이 끈적끈적하게 산패하므로 튀김보다는 볶음에 적합하다.

카놀라유

카놀라유는 최근 들어 대중적인 사랑을 받기 시작한 기름으로 유채꽃 씨로 만들어진다. 가장 큰 장점은 칼로리가 낮다는 것이며 트랜스지방, 콜레스테롤이 없고 불포화지방산인 올레인산도 60%나 들어있다.

이런 장점 때문에 카놀라유는 저열량 다이어트식이나 건강식을 만들 때 주로 사용한다. 특히 발연점이 섭씨 240℃나 돼서 가열해도 잘 타지 않으므로 튀김에 사용하면 바삭바삭한 식감을 느낄 수 있고 구이나 볶음에도 무리 없이 사용할 수 있으며, 향이 산뜻해 드레싱에도 사용할 수 있는 팔방미인이다.

홍화씨유

필수지방산인 라놀신이 70% 이상이나 들어 있어 성인병 예방에 도움을 주는 기름이다. 향이 담백해 드레싱은 물론 튀김과 각종 부침, 볶음에도 두루 사용한다.

포도씨유

포도씨유는 쉽게 산화되지 않고 상온에서도 오래 보존할 수 있다. 또 비타민 E가 풍부하고 콜레스테롤이 없으며, 토코페롤이 다량 함유돼 노화방지에 좋고 발연점이 높아 튀김용으로도 좋다.

또한 기름 냄새가 거의 나지 않고 끈적이지 않아 샐러드용은 물론, 로션, 샤워 젤, 비누 등 다양한 미용 제품에도 활용하고 있다. 또한 포도씨유에는 항산화제인 비타민 E와 필수지방산인 리놀레산이 풍부하다. 항산화제인 비타민 E는 심장질환 등 성인병을 예방하고 노화를 억제하는 효과가 있고, 리놀레산도 노화방지 효과가 있다.

올리브유

세계 3대 장수식품으로 꼽히는 올리브에서 압착한 기름으로 콜레스테롤이 없고 몸에 좋은 불포화지방산이 70~80%를 차지하며 비타민 E, 프로비타민 A도 함유하고 있다. 샐러드 드레싱용으로 가장 좋은 기름으로 손꼽힌다.

맛과 향이 좋아 식초와 섞어 빵을 찍어먹기도 하고, 스프나 파스타에 뿌려 먹는다. 가벼운 구이나 볶음에 사용할 수 있다.

현미유

쌀을 도정할 때 나오는 쌀겨로 만든 기름으로 항산화 효과가 있는 감마오리자놀 성분이 풍부하다. 나아가 우리 입맛에 친숙한 쌀의 풍미가 고소한 데다 부드럽고 감칠맛이 좋아 한식 요리에 잘 어울린다.

발연점이 높아 전이나 꼬치 등 부침요리에 적합하며 튀김,
볶음 구이 등 다양한 요리에도 활용할 수 있다.

아하! 그렇구나 모르고 있던 진실 51

올리브로 튀긴 치킨은 건강하다?

치킨 맛은 좋지만 적지 않은 치킨 집들이 산화된 기름을 여러
번 재사용하는 부분에서 다이어트와 건강에 그다지 좋지 않은
음식으로 알려져 있다.

그런데 이 치킨을 항산화 성분이 풍부한 올리브유에 튀긴 상품
이 나오면서 많은 이들이 기름 걱정을 덜었다.

하지만 결론적으로 올리브유와 고온으로 튀기는 치킨은 궁합
이 맞지 않다. 아무리 성분이 훌륭한 기름도 발연점 이상으로
달구어지게 되면 타게 되고, 그 과정에서 몸에 나쁜 산화 지방
을 만들어내게 되는데, 올리브유는 발연점이 낮아 센 불에 볶
거나 튀기는 용으로는 적합하지 않기 때문이다.

따라서 올리브유로 튀긴 치킨은 건강하다는 인식은 수정되어
야 할 듯하다. 마찬가지로 집에서 요리를 할 때도 올리브유는
가급적 생으로 먹거나 가벼운 볶음 요리에만 사용하도록 한다.

성별에 어울리는 음식궁합도 있다

　어떤 음식들을 함께 먹었을 때, 맛이나 영양이 잘 어울리거나 어울리지 않는 조화를 말하는 것이 바로 음식궁합이다. 그런데 일반적인 음식궁합도 있지만, 여성과 남성에 따라 다른 음식의 궁합이 적용되기도 한다.

　이는 남자와 여자가 신체 구조 상 다르고 자주 경험하는 질환도 조금씩 다르기 때문이다. 또한 남녀의 차이에 따라 피부나 근육 등 주안점이 다르기 때문에 적합한 음식궁합을 성별별로 정리해두면 질병을 예방하는 데 도움이 될 수 있다.

자궁근종 = 과일, 야채, 커피

　자궁을 이루고 있는 평활근에 생기는 자궁근종은 여성들의 대표적인 질환 중에 하나이다.

　최근에는 나이 든 여성뿐만 아니라 젊은 여성과 청소년기의 여성에게서도 양성 자궁근종이 많이 발병하고 있는데, 규칙적인 과일을 먹는 여성은 자궁근종 발병 위험이 월등히 낮다는 연구결과가 드러났다.

　특히 이 연구에 의하면 채소보다는 과일이 자궁근종의 발병 위험을 낮추는 효과가 크다고 한다. 따라서 하루에 적절한 양의 과일은 자궁근종을 예방하는 아주 좋은 궁합이라고 볼 수 있다. 나아가 적절한 커피도 자궁 내막암 발생 위험을 낮춰준다는 연구 결과도 있다. 커피가 인슐린을 조절하고 혈관 내 유리 에스트로겐 양을 낮춰주어 자궁내막암 발병 위험을 상대적으로 줄여주는 것이다.

피부 미용 = 당근, 자두, 석류

여성은 누구나 아름다운 외모를 갈망한다. 특히 여성의 아름다움은 피부와 몸매, 얼굴빛 등의 건강함에서 드러난다. 이런 여성의 아름다움과 관련된 것 중에 하나가 여성 호르몬이다. 전문가들에 의하면 당근과 자두, 석류에는 여성의 아름다움을 돋보이게 하는 효능이 있다고 한다.

자두와 당근에는 카로티노이드라는 성분이 많다. 이 카로티노이드는 알파카로틴, 베타카로틴, 베타크립토산틴을 포함하는 성분군으로 피부를 더 선명하게 빛나게 만들어준다. 이 카로티노이드는 당근과 자두 외에 망고, 시금치 등에도 함유되어 있다.

나아가 석류는 여성 호르몬 성분인 에스트로겐이 풍부해 피부미용은 물론 여성의 신진대사를 원활히 해주는 효과가 있다.

몸 안의 건강 = 생선

고등어, 연어, 청어, 대구, 송어 등의 생선에는 오메가 3 지방산이 풍부하기로 유명하다. 이 오메가 3는 노년층과 청소년, 남성에게도 도움이 되지만 여성의 심장 및 혈관 질환을 예방하는 데 큰 도움을 준다. 실로 최근에는 젊은 여성이 생선을 한 달에 두 번만 먹어도 건강에 도움이 된다는 연구결과가 나왔다고 한다. 다만 효과를 제대로 보려면 먹을 때 제대로 된 양의 생선을 먹어야 한다.

남성의 몸에 맞는 음식궁합도 있다. 남성의 상징은 다름 아닌 근육이다. 나아가 스테미너 또한 남성들의 중요한 화두이다. 그렇다면 근육과 스테미너에 도움이 되는 음식, 남성 질환을 예방하는 음식으로는 무엇이 있을지 살펴보자.

남성의 근육 = 닭 가슴살, 달걀, 소고기

많은 남성들이 이른바 '몸을 만들기 위해' 헬스장을 다닌다. 그럼에도 살만 빠지고 근육은 여전히 빈약한 경우가 많다. 여기에는 잘못된 운동 방법, 지나친 기대 심리 등이 원인인 경우도 있지만 때로는 탄수화물과 단백질의 불균형이 원인일 때도 있다.

근육이 성장하려면 반드시 탄수화물과 단백질이 필요하다. 탄수화물은 운동을 할 때 에너지원으로 사용되며, 단백질은 우리 몸의 근육을 만들어내는 주요 영양소이기 때문이다. 특히 이중에서도 단백질 섭취가 아주 중요한데, 평소에는 체중 1kg당 1g을 권장하지만 근육을 키우려면 1kg당 2g 정도를 섭취해야 한다. 잘 알려진 단백질 식품으로는 닭가슴살, 달걀, 생선, 소고기 등이 있다.

스테미너 = 굴, 부추, 토마토

나폴레옹은 스테미너 증강을 위해 평소 세 끼 식사로 굴을 즐겼다고 한다. 굴에는 아연이 풍부하게 함유되어 있는데, 아연은 정자의 꼬리 부분을 만들고 정자의 운동을 조절한다. 이같은 기능 때문에 만일 체내에 아연이 부족하게 되면 정자의 활동량이 감소하게 된다.

그 밖에도 부추와 토마토 같은 채소도 스테미너 증진에 도움이 된다. 부추에 들어 있는 매운 맛을 내는 황화알릴 성분은 정력 증진에 효과적이다. 토마토에는 신체의 힘을 길러주는 철분과 비타민이 풍부하며, 베타카로틴 성분이 남성호르몬 생성에 도움이 된다.

전립선 암 = 채소, 발효 식품

전립선암 발생의 주된 원인은 서구식 식생활이다. 기름기 많은 육류는 전립선암의 발생을 높이고 비타민 D가 부족한 것도 위험 요인이다. 평상시 기름진 육류 섭취를 줄이고 채소 등 섬유질이 많은 음식을 먹는 것이 좋다. 또한 김치, 된장, 간장 등 발효식품이 전립선암을 예방하는 것으로 알려져 있다.

아하! 그렇구나 모르고 있던 진실 52

서양에도 음식궁합이 있다?

음식궁합은 대체로 동양의 것으로 알려져 있다. 그러나 서양의 영양학자들 또한 나름의 음식궁합을 가지고 있다. 한 예로 서양 영양학자들은 고기 등 단백질을 섭취할 때 밥이나 빵 같은 탄수화물을 자제하라고 말한다. 음식이 들어가면 우리 몸은 소화효소를 분비하는데 이때 한 가지 종류만 분비하므로 고기를 먹으며 밥을 함께 먹으면 이중 하나는 제대로 소화되지 못한다는 것이다.

물론 이 주장은 절대적으로 옳지 않다는 의견도 있다. 거의 모든 음식들에는 각각에 다양한 성분들이 함께 들어 있어서 소화와 흡수를 돕고 설사 다른 음식과 먹어도 소화에 크게 방해되지 않는다는 것이다.

하지만 여전히 음식궁합은 중요하며, 이를 완전히 무시하기보다는 유연하게 이용하는 것이 중요하다고 말하는 서양 학자들이 적지 않은 만큼 음식궁합은 동양의 것이라고만 보기는 어려울 듯하다. 하지만 여전히 음식궁합은 중요하며, 이를 완전히 무시하기보다는 유연하게 이용하는 것이 중요하다고 말하는 서양 영양학자들이 적지 않은 만큼 음식궁합은 동양의 것이라고만 보기는 어려울 듯하다.

약과 어울리지 않는 음식 궁합

현대에는 다양한 약들이 넘쳐난다. 가벼운 일상 질환에 소용되는 가정상비약은 물론 만성질환 치료에도 많은 약이 사용된다. 다양한 영양제와 건강 보조제를 상시적으로 섭취하는 이들도 늘고 있다. 특히 일부 약들과 영양제들은 장기적으로 복용해야 하기 때문에, 설명서를 자세히 읽어보고 매끼 먹는 음식의 '궁합'을 따져봐야 한다.

실로 많은 전문가들은 약효와 안전성이 입증된 명약(名藥)도 나쁜 궁합의 음식과 함께 섭취하면 약효는 고사하고 예기치 않은 부작용에 시달릴 수 있다고 경고한다. 특히 약을 처방해주는 병원과 약사들도 약과 음식의 궁합에 대해서는 상세히 설명해주지 않으므로 자세히 물어보거나, 약을 복용하는 이들이 스스로 정보를 찾아 활용할 필요가 있다.

다음은 우리가 자주 복용하는 의약품과 밥상에 흔히 오르는 음식 궁합을 식품의약품안전청 연구결과를 바탕으로 정리한 것으로서 일상생활 속에서 지키면 큰 도움이 될 것이다.

고혈압 치료제 ≠ 고기 · 알로에 · 화학조미료

고혈압 치료제에 들어 있는 베타 차단제는 심장 박동 수와 심장에 대한 부담을 감소시키는 효능이 있지만 소 · 돼지 · 닭고기와는 상극이다. 이 약을 고기와 함께 복용하면 약효가 증가돼 어지럼증이나 저혈압을 발생시킬 수 있으므로 공복 시 복용하는 것이 좋다.

고지혈증 치료제 ≠ 자몽주스 · 술

중성지방을 낮추는 고지혈증 치료제는 자몽주스, 술과 상극이다. 자몽주스와 이 약을 함께 복용하면 혈중 농도가 증가해 중성 지방 조절에 문제가 생긴다. 나아가 고지혈증 약을 복용하는 중의 과도한 음주는 간 손상을 유발하므로 피하는 것이 좋다.

항생제 ≠ 우유 · 술 · 커피

항생제는 우유, 술, 커피와 상극이다. 시플로플록사신과 레보플록사신, 오플록사신이 함유된 퀴놀론계, 테트라사이클린 성분의 항생제의 경우 우유, 제산제, 철 성분이 든 비타민과 복용하면 유효 성분이 흡수되지 않고 바로 배출되어 버린다. 정 먹고 싶다면 이 음식들은 항생제 복용 2시간 이후 먹는 것이 좋다.

커피, 콜라, 녹차, 초콜릿과 같은 카페인 식품 역시 항생제와 함께 섭취하면 카페인 배출이 어려워져 심장 두근거림, 신경 예민, 불면 증상이 나타날 수 있다. 메트로니다졸 성분의 항생제를 복용할 때는 술을 마시면 오심, 구토, 복부경련, 두통, 안면홍조를 일으킬 수 있으므로 복용 후 최소 3일 동안은 알코올 섭취를 피해야 한다.

진통제 ≠ 술 · 커피

타이레놀(아세트아미노펜)과 같은 해열진통제는 술과 상극이다. 애주가의 경우는 간 손상, 위장관 출혈과 같은 이 약의 부작용 위험이 증가하므로, 의 · 약사와 상담 후 복용하는 것이 좋다. 또한 음식물이 약 흡수를 지연시키므로 공복 시 복용하는 것이 좋다. 아스피린과 같은 소염진통제나 염증 부위를 완화시키는 부신피질호르몬제는 위 자극을 덜어주는 음식이나 우유와 함께 복용하는 것이 좋다. 반면 복합 진통제에는 카페인이 함유되어 커피, 드링크류와 마시면 카페인 과잉 상태로 가슴이 두근거리고 다리에 힘이 빠질 수 있다.

위장약 ≠ 오렌지주스 · 초콜릿

속 쓰림을 줄여주는 위장약은 카페인, 오렌지주스와 상극이다. 술도 위 염증을 악화시켜 치료를 어렵게 만들 수 있으므로 금주해야 한다. 알루미늄 성분이 함유된 제산제와 오렌지주스를 함께 먹으면 알루미늄 성분이 체내로 흡수될 수 있으므로 함께 복용해선 안 된다. 과일주스, 콜라도 위의 산도를 높여 약효를 떨어뜨린다.

변비약 ≠ 우유

변비약은 대장에서 약효를 내므로 산성 상태의 위장에서 용해되지 않도록 코팅을 하는데, 약알칼리성인 우유는 위산을 중화시켜 변비약의 코팅을 손상시켜 위에서 약을 녹여버린다. 이때 약효가 떨어지는 것은 물론 복통, 위경련과 같은 부작용이 발생할 수도 있다.

항우울제 ≠ 청어 · 술

세로토닌을 활성화시키는 모클로베미드, 페넬진, 트라닐시프로민과 같은 항우울제는 청어, 치즈, 소나 닭의 간에 다량 함유된 티라민 성분과 합쳐지면 혈압을 상승시킨다. 특히 고혈압 환자가 항우울제를 복용할 때는 티라민 함유 음식을 특히 조심해야 한다.

술도 항우울제와 만나면 약효가 과도하게 증가된다. 특히 세로토닌 재흡수를 억제하는 플루옥세, 파록세틴, 설트랄린과 같은 항우울제는 알코올과 만나면 약효가 과도하게 증가돼 중추신경계를 억제하므로 반드시 술을 피해야 한다.

항불안제 ≠ 자몽주스 · 콜라

디아제팜, 알프라졸람, 로라제팜과 같은 항불안제 성분은 자몽주스와 함께 복용할 경우 약효와 독성이 증가된다. 콜라, 커피 등에 함유된 카페인도 예상치 못한 흥분작용을 일으켜 약물의 항불안 작용이 감소될 수 있다.

또한 중추신경계에 작용하는 항불안제를 복용한 후 술을 마시면 약효가 과도하게 증가되어 정신적, 육체적 손상을 줄 수도 있다. 이 약을 복용하는 중에는 운전, 기계조작과 같은 섬세한 작업은 삼가는 것이 좋다.

항응고제 ≠ 채소 · 콩 · 인삼

혈전 생성을 예방해주는 항응고제는 비타민 K를 피해야 한다. 비타민 K는 피가 응고되도록 도와주는 작용을 하기 때문이다. 따라서 비타민 K가 많이 든 녹색 채소, 양배추, 아스파라거스, 케일, 간, 녹차, 콩류 섭취를 줄이고, 인삼, 녹차, 당귀, 감초, 마늘, 생강, 은행잎 제제 등도 피하는 것이 좋다.

통풍 치료제 ≠ 고등어 · 베이컨 · 멸치

단백질의 일종인 퓨린의 대사 이상 때문에 생기는 통풍은 자주 먹는 음식과 밀접한 관련이 있다. 통풍 약 복용 중에는 요산 배설에 도움을 주는 물을 많이 마시는 것이 좋다. 100g당 퓨린이 150㎎ 이상 많이 함유된 등푸른 생선(참치, 정어리, 고등어, 꽁치, 청어)과 연어, 생선 알, 조개, 멸치, 새우, 메주, 베이컨, 소 · 돼지고기 국물 등은 요산 농도를 높여 통풍을 악화시킬 수 있는 만큼 피해야 한다.

누구나 쉽게 실천할 수 있는 식생활 지침서

현재까지 많이 알려진 영양정보에 의하면 음식의 섭취기준을 정할 때 1일 섭취권장량을 탄수화물 몇 g, 단백질 몇 g, 지방 몇 g, 비타민 & 미네랄 몇 mg, 등의 무게중심의 가이드라인을 공부하고 실천할 수 있도록 지침을 받아왔다.

이 지침은 심각한 문제가 있다. 정보는 영양성분과 무게중심으로 가이드를 받는데 실제 일상생활을 하면서 일일이 영양성분을 분석할 수도 없고, 정확하게 계량을 해서 먹는다는 것은 현실적으로 불가능하다. 현식적으로 실생활은 대부분 음식의 종류와 부피중심으로 음식을 먹는다.

부피조차 정확하게 계량을 해서 먹는 것이 아니라 먹는 사람의 몸 등을 보고 대략 눈대중으로 음식을 그릇에 담아서 먹게 된다. 이에 발상의 전환을 통해 먹는 기준을 음식의 종류와 부피 중심으로 먹을 수 있는 가이드라인을 배워 일상에서 쉽게 실천할 수 있을 것이다.

역발상을 통해 쉽게 실천할 수 있음은 물론 영양학적으로도 크게 문제가 없을 것이다. 실천하기도 어려운 가이드라인을 제시받고 스트레스를 받는 것보다 쉬우면서도 영양의 균형을 쉽게 잡을 수 있다면 대단한 역발상의 효과라 할 수 있을 것이다.

대부분의 영양관련 전문가들은 말도 안 되는 소리라고 비난을 할지도 모르겠지만 전문가들만 이해할 수 있고 일반인들은 이해조차 안 되고, 전문가들조차 실천하기 힘든 것 보다는 10여년을 건강관련 전문 강사로 활동한 경험을 통해서 이론보다는 실천하기 쉬운 가이드라인을 제시해 주는 것이 일반인들에게 훨씬 도움이 될 것이라는 확신이 있어 역발상을 통한 섭취법을 제시한다.

탄수화물, 단백질 등의 성분 중심에서 종류 중심으로 바꾼다면 크게 4가지 군과 9가지 칼라로 구분할 수 있다.

종류: 채소류&해조류, 과일류, 곡류, 육류&생선류(4가지로)

9색 : 빨강, 주황, 노랑, 초록, 파랑, 남, 보라, 흑, 백색(무지개색+흑, 백)

위 구분법에 의해 매 끼니에 먹는 음식을 균형 잡히게 먹는 것에 초점을 맞추지 말고, 1일 섭취량을 모두 한 접시에 담는다고 가정하고 절대량을 무게 중심이 아닌 부피로 비율을 정해보자.

꼭 채소류의 비율을 70%를 한다는 것은 우리의 식생활문화

채소류 & 해조류	과일류	곡류	육류 & 생선류
70%	10%	10%	10%

로는 현실적으로 어렵다. 따라서 채소류의 비중은 최대한으로 늘리고 나머지 비중을 과일, 곡류, 육류 등을 균등하게 1/3씩 배분하면 쉽게 영양의 균형을 잡을 수 있다. 먹는 량은 배불리 먹어도 좋다. 채소와 해조류를 70%이상의 부피로 먹는다면 부피는 많지만 칼로리가 낮기 때문에 현대인들의 가장 큰 걱정인 비만으로부터 자유로울 수 있다.

덤으로 다양한 생리활성물질인 파이토케미컬도 듬뿍 섭취할 수 있다. 자연치유력의 극대화를 위한 비타민&파이토케미컬의 균형 잡힌 섭취는 빨, 주, 노, 초, 파, 남, 보, 흑, 백의 9가지 색깔의 음식을 골고루 섞어 건강식단 차리기를 권한다.

이 또한 매일 골고루 섞는다는 것은 어려우므로 2~3일 주기로 돌려가며 먹는다면 쉽게 접근할 수 있을 것이다. 2~3일 주기가 어렵다면 1주일을 넘기지 않기를 바란다.

이렇게 먹게 되면 특정음식만을 집중적으로 먹는 편식을 해결할 수 있다.

과거 우리 조상들은 위와 같은 여러 가지 음식들을 계절별도 돌려가면서 먹었으며, 우리 몸의 자연치유력을 유지하면서 오늘에 이르렀다. 흔히 현대인들의 음식이 과거에 비해서 많아지고 다양해 졌다고 말한다. 분명히 맞는 말이다.

그러나 마트나 시장에 가면 다양하지만 우리 식탁에는 가족들이 좋아하는 음식 중심으로 4계절 내내 극단적인 편식을 하는 경우가 대부분이다.

이 모든 것을 고려하여 알고 있다고 해도 현실적으로 골고루 먹는 것은 만만치가 않다. 그래서 정리하면 종류와 칼라 기준에 의해 "지혜롭게 편식하고", "돌려가며 편식하고", "그 밥상에서 최선을 다해서", "배합비율을 바꾸자." 이다. 마트보다는 우리 집 식탁이 다양하고 풍요로워야 가족의 건강을 제대로 지킬 수 있다.

건강관리에 있어서는 "아는 것이 힘이다" 가 아니다. "실천이 곧 힘이다." 라는 것을 절대로 잊어서는 안 된다.

아하! 그렇구나 [모르고 있던 진실 52]

약은 좀 두었다가 먹어도 상관없다?

어느 집이나 서랍을 열어보면 다양한 상비약들이 구비되어 있다. 특히 여러 가족이 사는 집일수록 아플 때마다 처방 받은 알약, 물약, 연고제 등이 두서없이 쌓여있는 경우가 많다. 이 약들을 일정 기간 복용하고 증상이 나아 방치해두었다가 다시 복용하는 경우도 있는데, 사실상 이는 위험한 일이다. 포장 상자나 설명서가 사라져 유효 기한과 제대로 된 복용 방법을 알 수 없거나 전혀 무슨 약인지 구별할 수 없을 때 자칫 잘못 복용하는 사고가 발생하거나 유효 기한을 넘긴 약을 복용하게 되는 경우도 생긴다.

특히 약의 유효 기한은 아주 중요하다. 약의 유효 기한이란 약의 효능과 안전성을 보장하는 기한으로서 유효기간이 지난 약은 독과 다름 없다. 특히 이 경우는 사고가 발생해도 제조사로서는 책임을 질 책무가 사라지게 된다. 실로 유효기간이 지난 소화제나 항생제를 복용했다가 두드러기와 설사 등을 겪게 되는 경우도 있다.

서랍을 뒤져서 정체를 알 수 없는 약, 유효기간을 분별할 수 없는 약, 변색이나 탈색된 약, 습기에 눌어 붙은 약 등은 과감히 버려야 한다.

내 몸을 망가뜨리는 건강법에서
이젠 벗어나야 한다

건강 상식의 홍수시대에 우리에게 꼭 필요한 상식만을 얻는 일은 결코 쉽지 않다. 하지만 구하는 자에게는 결과가 따르는 법이다.

건강에 대한 지식은 아무리 많아도 부족함이 없지만, 그 지식의 신빙성은 또 다른 문제이다. 아무리 많이 알아도 제대로 알고 있지 않으면, 그 상식을 내 일상에 적용하기 어렵기 때문이다.

이 책은 우리의 일상과 가까운 건강 상식을 구체적으로 실현할 수 있도록 정리해서 쓰여진 것이다. 머리로는 알아도 몸으로 행동하기 어려운 부분들도 어째서 그것을 실천해야 하는지를 이해하면 추동력이 생기게 마련이다.

건강을 지키는 일은 쉬울 수도 있고, 어려울 수도 있다. 한 예로 건강을 비싼 약을 먹고 병원에 가야만 지킬 수 있다고 생각하는 이들에게 건강관리는 무겁고 어려운 것이다. 반면 일상을 돌보고 자신에게 여유와 사랑을 주는 일이 중요하다고 믿는 이들에게 건강관리는 축복이고 즐거운 일이 될 수 있다.

그것을 선택하는 것은 여러분들의 몫이다. 이 책이 여러분의 건강, 나아가 질 높은 일상을 영위하는 데 도움이 되리라 믿으며 짧은 글을 마치고자 한다.

Memo

건강의 재발견

벗겨봐

1판 1쇄 인쇄 ┃ 2012년 10월 05일
1판 1쇄 발행 ┃ 2012년 10월 10일

지은이 ┃ 김용범
발행인 ┃ 이용길
발행처 ┃ 모아북스
　　　　　　MOABOOKS

관리 ┃ 정　윤
디자인 ┃ 이룸

출판등록번호 ┃ 제 10-1857호
등록일자 ┃ 1999. 11. 15
등록된 곳 ┃ 경기도 고양시 일산구 백석동 1332-1 레이크하임 404호
대표 전화 ┃ 0505-627-9784
팩스 ┃ 031-902-5236
홈페이지 ┃ http://www.moabooks.com
이메일 ┃ moabooks@hanmail.net
ISBN ┃ 978-89-97385-20-1　　13510

모아북스 는 독자 여러분의 다양한 원고를 기다리고 있습니다.
MOABOOKS
(보내실 곳 : moabooks@hanmail.net)

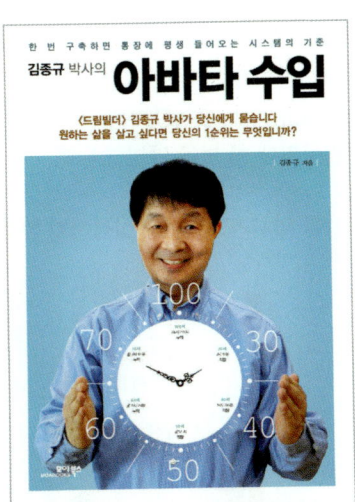
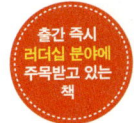 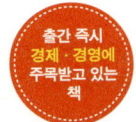

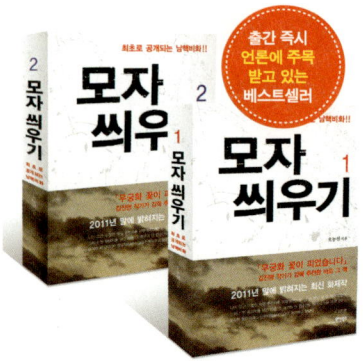
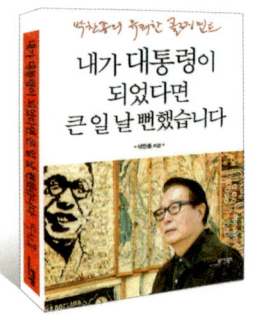

대한민국 독서디자이너 다이애나 홍의 감성 치유 에세이

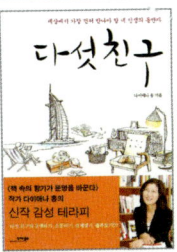

다섯 친구
다이애나 홍 지음 | 264쪽 | 값13,000원

고난에 닥쳐 불행한 삶을 연명하느니 차라리 죽음을 선택하는 것이 옳다고 생각하는 사람들이 늘고 있는 현실에서 누구나 한 번쯤은 절망의 순간과 위기의 시기를 겪기 마련이다. 다만 그때 견디고 이겨내느냐, 이겨내지 못하느냐의 문제이며 좌절의 수렁에서 건져준, 저자의 자전적 '다섯 친구' (운동, 여행, 영화, 음악, 독서)에 관한 감성 에세이다. 〈다섯 친구〉는 저자가 삶의 기로에서 고민하고 있을 누군가에게, 고통과 외로움에서 벗어나는 방법을 몰라 좌절하고 있을 누군가에게 용기와 힘이 되고자 하는 그들에게 전하는 치유의 메시지다.

대한민국 독서디자이너 다이애나 홍의 열정 랩소디

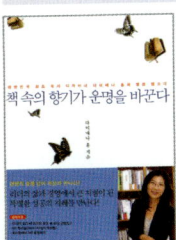

책 속의 향기가 운명을 바꾼다
다이애나 홍 지음 | 257쪽 | 값 12,000원

지난 10여 년간 삼성, 포스코, 농심, 서울대학교, 연세대학교, 기획재정부, 김해시청 등 관공서와 지성의 상아탑인 대학교 및 한국의 대표 기업 등에 독서향기를 전해오며 1년 동안 450회를 종횡무진 강의한 독서향기는 저자의 책읽기에 대한 지혜는 물론, 책을 통해 운명을 바꾼 수많은 사람들의 이야기가 고스란히 담겨 있다.

대한민국 독서디자이너 다이애나 홍의 독서 레시피

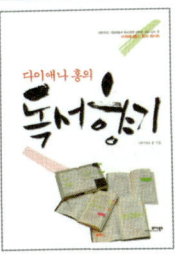

다이애나 홍의 독서향기
다이애나 홍 지음 | 248쪽 | 값12,000원

대한민국 독서 디자이너 1호이자 한국독서경영연구소의 원장인 다이애나 홍의 네 번째 독서 일기로, 20년간의 치열한 책 읽기, 다양한 기업 강연, 풍부한 독서 지도 경험 등을 토대로 핵심적인 책과 서평만을 엄선해 엮은 책이다. 새로운 시대를 헤쳐 나갈 지식을 갖추고자 하는 이들, 독서의 향기로 새로운 삶을 열고자 하는 모든 교양인들에게 삶의 지혜와 잘 사는 방법을 제시하고 있으며 자기계발, 마케팅, 세상 읽기, 금융 지식 등 21세기 리더가 갖추어야 할 필수적 교양과 상식을 종횡무진 펼쳐내면서 책읽기의 진수를 보여준다.

혼자서도 할 수 있는 가장 확실한 독서 습관 길들이기 (특허 등록 제품)

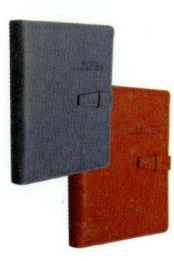

독서플래너 365
한국독서경영연구원 편 | 값 33,000원

독서 플래너365는 매일 매일 적어 내려가는 열 줄의 독서 노트를 통해 자기관리능력과 인간관계능력, 동기부여능력, 자기계발능력을 신장시켜 시대의 리더로 성장하도록 도와주는 쉽고 구체적인 독서 플래너 다이어리다.

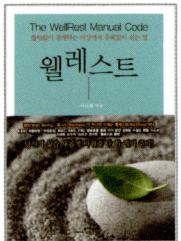

끊임없이 경쟁하는 세상에서 후회없이 쉬는 법

웰레스트

이내화 지음 | 276쪽 | 값 13,000원

이른바 '휴식 전도사'라고 불리는 명강사 이내화의 휴식 같은 자기계발서. 우리는 일만 하고 사는 것이 아니라, 폭넓은 미래를 준비하고 설계할 여유와 시간이 절실해진 시대에 살고 있다. 이제 자기계발은 '일 잘하는 능력'을 신장시키는 것만이 아니다. 더 행복한 삶을 위해 더 잘 쉬는 능력도 계발해야 한다. 저자는 이 책에서 풍부한 경험과 사례를 통해 휴식의 가치는 물론 잘 쉬는 다양한 방법들을 전달하고 있다.

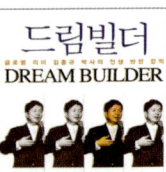

절대긍정으로 삶을 개척한 드림빌더의 신화

드림빌더

김종규 지음 | 278쪽 | 값 13,000원

'드림빌더' 이론은 아무리 작은 꿈이라도 일단 꿈을 품는 자는 성공의 계단에 들어서게 된다는 원칙을 중심으로 아무리 힘들고 어려운 상황에서도 꿈을 가지고 꿈의 성취를 지속시키는 자는 승리한다는 점을 말한다. 나아가 이 책은 한 사람의 전문적 자기 계발 컨설턴트인 동시에 대중과 친근하고 호소력 높은 강연자이기도 한 저자 특유의 현실분석과 드림빌딩 공식을 축약한 핵심본으로, 다양한 매체와 강의를 통해 내용들이 소개된 바 있다. 저자의 드림빌더 강연은 풍부한 경험과 사례, 강력한 공식으로 큰 호응을 받고 있음은 물론, 현실 속에서 함께 꿈꾸고 그 꿈을 성취하고자 하는 많은 이들의 삶의 재기를 이끌어낸다.

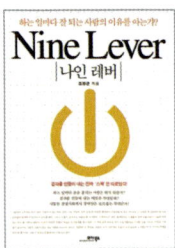

하는 일마다 잘 되는 사람의 이유를 밝힌 명저

나인레버

조영근 지음 | 248쪽 | 값 12,000원

15년 간 현장에서 강의와 컨설팅을 통해 성공한 최고경영자 및 직원들의 리더십에 대한 연구와 저자가 직접 경험하고 사색한 것을 기초로, 리더들이 살아가는 지혜와 그들이 갖고 있는 '9가지영향력'의 핵심을 적었다. 기존의 리더십과 자기계발 도서와는 완전히 차별화된가치교과서인 이 책은 이 시대가 새롭게 요구하는 덕목이자 모든 변화의 기본이 되는 '지렛대'을 제시해준다.

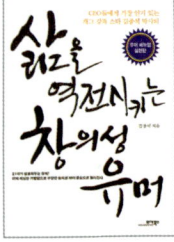

CEO들에게 가장 인기 있는 개그 강좌 스타 김종석 박사의 유머 매뉴얼

삶을 역전시키는 창의성 유머

김종석 지음 | 266쪽 | 값 12,000원

기업체, 증권가, 정부단체, 최고경영자과정, 보험사 필독 도서 선정

시대가 원하는 창의성 있는 유머리스트가 되기 위한 마인드 수업, 유머와 웃음에 대한 기본지식, 유머 트레이닝을 아우른 현실적인 지침들과 인간관계에서 인간이 서로에게 느끼는 호감과 애정을 전달하는 저자 특유의 방식으로 설명해준다. 또 한 이 책은 여러분의 개인적 삶과 비즈니스 안에서도 승리하는 진정한 유머리스트의 길로 안내한다.

당신의 운명을 바꿀 인간관계의 혁신 프로젝트!

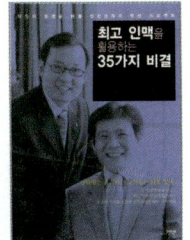

최고 인맥을 활용하는 35가지 비결

박춘식 · 장성철 지음 | 170쪽 | 값 8,500원

인생에서 실력은 종이 한 장 차이다.
인맥이 성공을 결정한다.
수많은 사람과의 만남을 그저 하나의 관계로만 보지 않고 그들의 마음을 읽고 헤아린다면 더 나은 삶을 살수기 있다
인간관계를 돈독하는 인맥관리법을 배워보자.

최악의 위기를 절호의 기회로 삼아 작게 시작하여 크게 성공하라

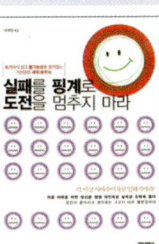

실패를 핑계로 도전을 멈추지 마라

이병현 | 220쪽 | 값 10,000원

이 책은 실패한 사람들에게 보내는 메시지이지만, 무엇보다도 실패를 두려워하는 이들을 위해 쓰여졌다. 삶 전체에서, 아니면 사업에서, 또는 조직과 가정에서 우리를 가로막는 크고 작은 실패를 극복하고 이를 삶의 타산지적으로 받아 안는 겸손함을 이야기한다. 실패도 인생이 건네 준 소중한 선물이라는 사실과 이를 통해 성장하겠다는 마음가짐을 잃지 않는 이만이 오직 실패의 두려움에서 벗어날 수 있도록 안내하고 있다.

잘 나가는 CEO는 1%가 다르다

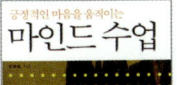

마인드 수업

장성철 지음 | 200쪽 | 값 8,000원

긍정적인 마인드를 추구하는 이들의 필독서로서 한발 앞서 시작하는 리더를 위한 메시지. "어려운 일은 있어도 안 되는 일은 없다" 인간의 잠재능력은 무한하며, 성공의 가능성은 꿈을 이루려는 간절한 소망과 끈질긴 집념에서 나온다. 생명이 있는 한 희망은 있으며, 어떠한 역경 속에서도 성공의 가능성은 누구에게나 열려 있다.

닭고기 전문회사 하림의 경영노하우

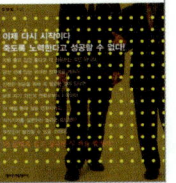
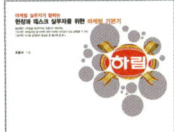

브랜드파워를 높이는 마케팅 수업

오응서 지음 | 223쪽 | 값 12,000원

이 책은 닭고기 전문회사 하림의 마케팅실에서 10년간 근무해온 베테랑 마케터의 실전 경험을 통해 현장과 데스크 모두가 동시에 알아야 할 마케팅의 실무 요령을 담은 책이다. 이론가가 아닌 실무자 입장에서 내용을 재해석한 만큼 '마케팅 실무'를 역발상으로 되짚어 보는 기회를 풍부하게 가져볼 수 있다.

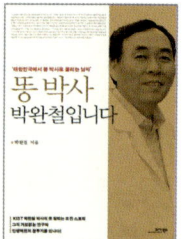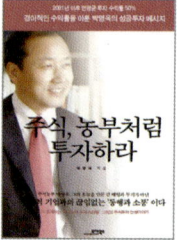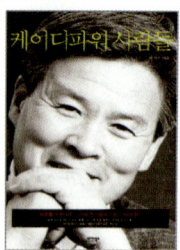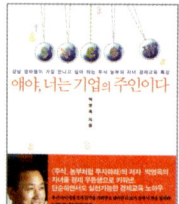

30년 세월을 오로지 분뇨정화 연구에 매진해온 똥 박사의 고군분투기

똥 박사 박완철입니다
박완철 지음 | 220쪽 | 값 12,000원

청소년기부터 청년시절까지 저자의 인생은 좌절의 연속이었다. 그 좌절의 대부분은 저자가 만든 것이 아니라 세상이 그에게 준 것들이었다. 그런데 저자는 그 모든 불운들이 행운이었다고 말한다. 젊은 시절의 불운들이 '행복한 똥박사'로 살고 있는 오늘을 만들었다고 생각하기 때문이다. 이 책은 흔히 보는 화려한 성공담이 아니다. 화려함과는 거리가 먼, 매일 분뇨와 씨름하는 한 인간의 소탈한 삶의 이야기다. 휘황한 빛을 내지는 않지만 멀리서 반짝이는 작은 별 같은 이야기가 담겨 있다.

2001년 이후 연평균 투자 수익률 50%의 수익률을 이룬 성공투자 메시지

주식, 농부처럼 투자하라
박영옥 지음 | 240쪽 | 값 13,000원

약 10년 전 5,000만 원을 투자해 지금은 증권가의 자산가로 성장한 주식농부 박영옥의 주식투자 분투기를 다루고 있다. 이 책은 다른 주식 관련 도서들과 달리 딱딱하거나 어렵지 않다. 저자는 자신을 부자로 만들어 준 '농심투자철학'을 주식에 대해 아무것도 모르는 독자들도 이해할 수 있게 설명해준다. 마치 에세이를 읽듯 가볍게 읽어나가다 보면 자신도 모르게 주식투자의 본질을 깨닫게 된다. 너무 어려워서 주식 공부를 미루고 있던 사람들, 그리고 주식투자를 잘못 이해하고 있는 사람들에게 권한다.

연 매출 3,000억 성장 신화를 이룬 박기주 회장의 경영 스토리

케이디파워 사람들
박기주 지음 | 192쪽 | 값 12,000원

기업경영의 운명은 조직을 이끄는 CEO가 자기관리, 위기관리, 조직관리의 감동 경영을 현장에서 실천하느냐에 달려있다. 이 책에는 20년 동안 성공과 실패를 오가며 실행해 온 스마트경영의 마인드를 통해 케이디파워만의 성공비결이 담겨 있다.

자녀를 경제우등생으로 키워낸, 단순하면서도 실천 가능한 경제교육 노하우 공개

애야, 너는 기업의 주인이다
박영옥 지음 | 223쪽 | 값 12,000원

부자와 빈자를 나누는 것은 학교 성적이 아니라 어릴 때부터 경제 감각을 길러주어야하는 기본으로 특히 주식투자는 경제의 빠른 흐름과 실시간으로 반영되는 '살아있는 경제 교과서'이다. 때문에 자녀가 부자가 되기를 바라는 마음과 그 방법을 모르는 부모들이 꼭 읽어야 할 필독서로 일독을 권한다.

노무현대통령을 만나 희망을 외쳤던 정재호의 뜨거운 여정

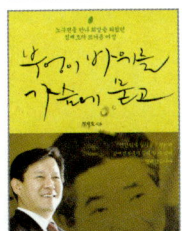

부엉이 바위를 가슴에 묻고

정재호 지음 | 280쪽 | 값13,000원

참여정부 시절 노무현 대통령 비서로 일했던 정재호의 정치에세이. 참여정부의 가치와 기조, 참여정부가 해결한 갈등 조정 사례들, 변화하는 정치지형 분석과 정치 대전환의 시기에 필요한 실질적 무게들을 적절하게 담았다. 나아가 이 책은 저자가 인간적으로 사랑했던 바보 대통령 노무현, 25년간 임께 변혁운동을 해온 안희정 충남도지사에 대한 애정과 믿음이 곳곳에 스며든, 정치적 동지들을 위한 오마주이기도 하다.

미디어 전문가인 홍석환, 그가 미디어를 향해 날리는 쓴소리

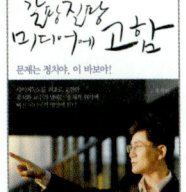

갈팡질팡 미디어에 고함

홍석환 지음 | 216쪽 | 값13,000원

미디어의 프레임을 통해 사람들은 획일화 된 시각을 갖고 혹은 무분별하거나 왜곡된 정보에 휩쓸려 '진실'에 대해 점차 무관심해지고 있다. 미디어는 매체이며, 매체의 주요 기능은 정보 전달과 소통이다. 미디어의 세계, 뉴미디어의 현황, 정치와 미디어의 상관관계 등을 전문가의 시각으로 바라보며 앞으로 미디어가 나아갈 방향을 제시한다.

상식이 통하는 세상을 만들기 위한 정당 혁신가, 김두수 새 룰을 짜다

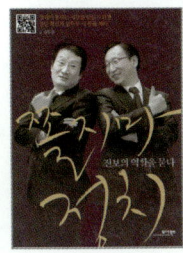

쫄지마, 정치

김두수 지음 | 216쪽 | 값13,000원

사회디자인연구소 상임이사이자 민주통합당의 사무총장인 김두수의 정치평론집. 그간 진보의 개혁과 야권대통합이라는 비전 아래 주요한 정치변혁기마다 주목할 만한 평론을 발표해온 그는 이 책을 통해 진보개혁세력의 역사와 비전, 나아가 넘어야 할 한계와 목표를 세밀하고도 거시적인 청사진으로 제시하고 있다.

강백수 세무사의 딜레마에 빠진 정의 이야기

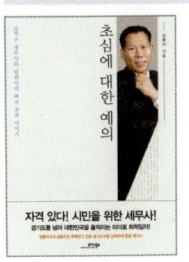

초심에 대한 예의

강백수 지음 | 264쪽 | 값13,000원

경기도의원 강백수 의원의 의정활동 에세이로서, 그의 지난 의정 활동에 대한 기록이 고스란히 담겨 있다. 저자는 정치인으로서의 정치철학보다는 신념의 강자로서의 초심에 대한 예의를 지키는 것이 대한민국 정치에서는 더더욱 중요하다고 역설한다. 또한 당선 후 진행한 다양한 의정 활동의 과정과 결과를 펼쳐놓는 동시에 우리 시대의 가장 핵심적인 현안과 문제점들을 지적하고 그에 대한 해결책들을 우직하고 차분하게 제시하고 있다.

다도해의 작은 섬, 거금도에서 눈맞추며 주고받던 얘기들

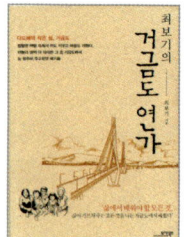

거금도 연가

최보기 지음 | 224쪽 | 값12,000원

전라남도 고흥군의 거금도가 고향인 작가는 기억의 지도를 더듬어 유년의 추억들을 에피소드로 엮어냈다. 이 책은 고향을 떠나 살고 있는 섬사람과 40여 년 전 남해안 일대에서 커 나왔던 사람들의 향수를 달래는 맛깔스런 사투리로 버무려져 있다. 저자는 유년의 우물에서 꼼지락거리는 추억을 길어 올려 또박또박 글을 썼고 그 글이 객지에 사는 거금도 사람들의 향수를 달래고 있다

가장 낮게, 가장 행복하게 살아라

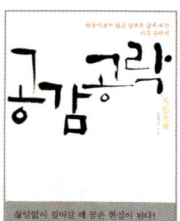

공감공락

김춘묵 지음 | 188쪽 | 값 10,000원

오랜 세월 동안 서울시 도시경관팀장 김춘묵의 자전 에세이집.
배고픈 까까머리 시절을 지나 상경해 어엿한 공무원이 되기까지, 하나하나 따뜻하게 그려내는 눈부신 기억의 조각들은 60,70년대 어려운 시절을 겪어온 이들은 물론 인간애와 삶 속의 기쁨을 잊고 사는 모든 이들의 심금을 울리는 삶의 향기로 퍼져간다.

역사와 전통은 바로 우리 일상 속에 숨 쉬고 있다

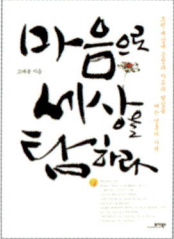

마음으로 세상을 탐하라

고태봉 지음 | 224쪽 | 값 11,000원

장수촌 마을에 오랜 삶의 둥지를 틀어온 장안문화예술촌 촌장 고태봉의 역사 에세이집. 잊혀져가는 우리의 상고사와 전통적 가치를 어떻게 현재 속에서 복원시키고 그와 함께 나아갈 것인지 하는 고민을 담았다. 미래란 결국 과거로부터 시작되며, 역사와 전통을 되짚어 뿌리를 단단히 하는 일만이 우리 후손들에게 건강한 앞날을 물려줄 수 있는 일임을 역설한다.

세상을 행복하게 바라보는 가치를 제시한 책

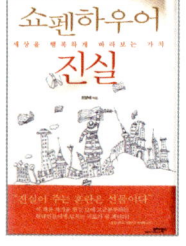

쇼펜하우어 진실

최성배 지음 | 198쪽 | 값 9,000원

사람들은 누구나 "나는 누구인가"라는 질문을 던지며 살아간다. 하지만 이 질문에 대답을 찾을 수 있는 사람은 극히 드물 것이다. 이 책은 누구나 철학자가 될 수 있다는 점을 말한다. 자신이 누구고, 무엇을 위해 살아가는가를 고민하고 그 해답을 찾을 수 있는 사람은 '완성된 인간'으로 나아갈 수 있다고 독려한다.

아침 출근길의 신드롬을 일으킨 화제의 책

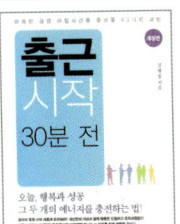

출근시작 30분전
김병섭 지음 | 110쪽 | 값 5,000원

사람들은 누구나 자신의 생활방식에 대한 불만으로 답답해한다.
어떻게 하면 이상적인 하루를 보낼 수 있을까 하는 비결을 가르쳐 주기를 기대하고
있다. 하지만 그 비결은 쉽게 발견할 수도 누군가 대신 가르쳐줄 수도 없지만 '출근시
작 30분 전' 에 보다 많은 앞으로 해야 할 일을 정리하게 도와주고 있다.

비전을 갖고 건강한 자아를 일구며 생각과 말의 힘을 새롭게 발견하게 하는 10권의 책

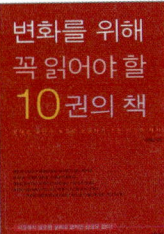

변화를 위해 꼭 읽어야 할 10권의 책
이용길 지음 | 152쪽 | 값 6,000원

'책을 읽어야 한다' 는 것은 모두가 공감하는 명제다. 하지만 바쁜 현대인들의 틀에
박힌 삶은 스스로의 뒤를 돌아볼 틈도 없이 나태함과 긴장감 속에서 반복을 거듭할
뿐이다. 그러한 변화를 꿈꾸는 당신의 삶을 위해 10권의 책을 선정하여 1권의 책으로
엮었다.

나를 나답게 만드는 최상의 목표 설정법 제시

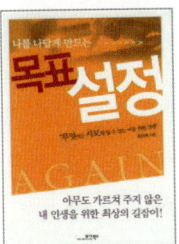

목표 설정 AGAIN
최유재 지음 | 168쪽 | 값 8,000원

목표설정 1%만 하면 당신의 인생이 바뀐다.
무엇이든 시도해 볼 수 있는 이를 위한 목표 설정법 제시
우리의 행동을 결정짓는 것은 지적인 계산이 아니다. 지금 바로 실행하느냐에 달려
있으며 성공의 첫 걸음은 목표설정에 있다. 당신의 목표설정을 위해 반드시 읽어야
할 필독서!

지속가능한 녹색 성장을 위한 비판적 제안

참 녹색국가의 길
조길영 지음 | 298쪽 | 값 15,000원

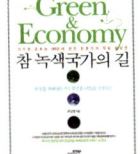

통쾌하고 날카로운 성찰과 환경정
책에 대한 현실적 제언의 환경칼
럼 모음집이다. 세계적인 환경재
앙을 경고하고 엇박자를 달리고
있는 국내 환경정책을 통렬하게
비판하고 있다.

취업에 지친 이들에게 보내는 희망 메시지

한국 폴리텍 대학 평생 직업에 마침표를 찍다
이경수 지음 | 223쪽 | 값12,000원

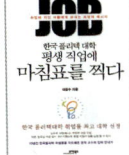

기술인재의 요람이라고 불리는 한국
폴리텍대학의 교수인 저자가 앞으로
펼쳐질 평생직업의 시대, 나아가 기
술인재의 발전상을 들여다볼 수 있
는 중요한 기회를 마련코자 집필한
책이다.

한 권으로 끝내는 성공 모델

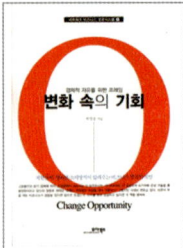

변화 속의 기회
박창용 지음 | 94쪽 | 값 3,000원

많은 선진국들에서 가장 과학적이고 효율적인 비즈니스 시스템으로 인정받고 있는 새로운 비즈니스를 통해 자신의 꿈을 이루는 방법에 대해 소개한다.

한 권으로 끝내는 성공 전략

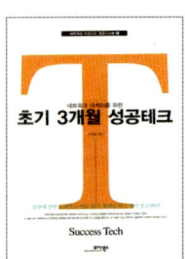

초기 3개월 성공테크
김청흠 지음 | 86쪽 | 값 3,000원

네트워크 비즈니스의 성공자들이 따랐던 시스템을 꼼꼼히 살피고, 사업 시작에서 가장 중요한 초기 3개월을 어떻게 보내면 좋을지를 살핌으로써 훌륭한 네트워크 비즈니스 초기 플랜을 따라가 볼 수 있다.

주 5일제 근무로 인한 2잡(2 Job) 비즈니스의 모델을 제시하는 책

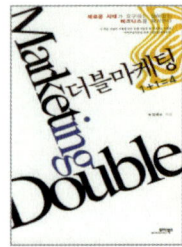

더블마케팅 1+1=4
김태수 지음 | 176쪽 | 값 6,000원

새로운 시대가 요구하는 살아있는 네트워크비즈니스를 제시한다.
이 책은 사업의 기회를 얻지 못해 사업을 하지 못하는 수많은 예비 사업자들을 위한 사업지침서로써 우리에게 성공을 안겨줄 비즈니스에 대해 전하고 있다.

잘못 알려진 네트워크 비즈니스 진실에 대한 권리 찾기

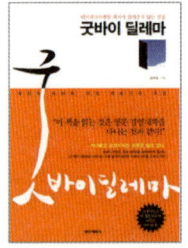

굿바이 딜레마
김태균 지음 | 192쪽 | 값 9,000원

네트워크 사업, 해야 할지 말아야 할지 고민하고 계십니까?
이 책은 불법다단계를 비롯한 잘못된 네트워크 비즈니스의 현실적 오류들을 밝히고, 성공 비즈니스로서의 네트워크 사업의 미래 비전까지 한눈에 제시한 새로운 형태의 지침서입니다!

손에 잡히는 SUCCESS 총서 **001**

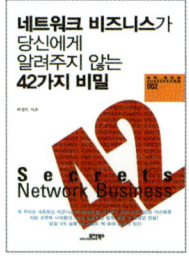

시작하라
장성철 지음 | 120쪽 | 값 6,000원

평생직업과 평생직장의 시대가 사라져간 지금, 우리는 새로운 변화 앞에 서 있다. 이 책은 망망대해처럼 보이는 이 시대 경제 흐름을 파악하고 미래를 예측하고자 하는 모든 이들을 위한 가이드북이다. 이 책에서는 진정한 삶과 행복이란 무엇이며 성공에 대한 확신과 함께, 그 길에 들어서기 위해서는 무엇을 준비해야 할지를 소개하며 그 길을 알려주는 1인 창업 로드맵을 제시한다.

손에 잡히는 SUCCESS 총서 **002**

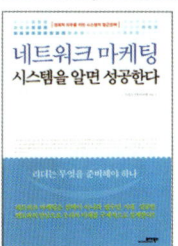

네트워크 비즈니스가 당신에게 알려주지 않는 42가지 비밀
허성만 지음 | 132쪽 | 값 6,000원

네트워크사업이라는 신개념 비즈니스에 참여하기에 앞서 반드시 짚고 넘어가야 할 핵심 42가지를 꼼꼼하게 제시한다. 네트워크마케팅의 본질은 흔히 '다단계'라 알려진 단순히 일확천금 사업이 아닌 노력과 성취, 윈-윈(win-win)의 사업임을 강조한다. 네트워크사업을 시작할 때 흔히 빠질 수 있는 위험과 딜레마를 지적하는 것은 물론, 네트워크사업에 대한 깊이 있는 성찰까지 고루 담고 있는 만큼 네트워크사업을 처음 시작하는 이들에게는 필수적인 지침서 역할을 한다.

네트워크 마케팅 시스템 복제의 비밀

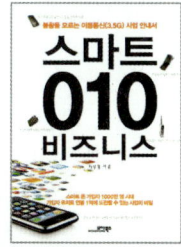

네트워크 마케팅 시스템을 알면 성공한다
석세스기획연구회 엮음 | 144쪽 | 값 7,000원

네트워크 비즈니스는 성공으로 가는 검증된 방법을 복제했을 때 큰 성과를 올리게 된다. 이 책은 네트워크 비즈니스로 성공할 수 있는 방법을 알려준다.

이동통신사업 안내서

스마트 010 비즈니스
최상철 지음 | 82쪽 | 값 3,000원

스마트폰 가입자 유치를 통한 사업의 모든 것을 담고 있으며 디지털 시대에 가져야 할 정보와 함께 비즈니스 모델을 제시해 주고 있다. 억대 연봉에 도전할 수 있는 이동통신 사업안내서로 스마트폰 가입자 유치 사업으로 또 한번 앞서가십시오!

대한민국에서 50년 간 수집한 민간요법 백서 최초 공개

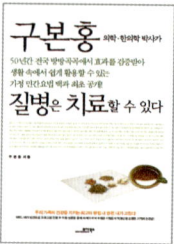

질병은 치료할 수 있다

구본홍(의학·한의학 박사) 지음 | 240쪽 | 값 12,000원

50년간 전국 방방곡곡에서 자료 수집 후 효과를 검증받아 쉽게 활용할 수 있는 가정 민간 요법 백과서이며 KBS, MBC 민간요법 프로그램 진행 후 각종 언론을 통해 화제가 되기도 하였다.

건강 식단은 '개인별 맞춤식 식단' 에서 시작된다

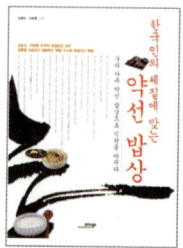

한국인의 체질에 맞는 약선밥상

김윤선·이영종 지음 | 216쪽 | 값 11,000원

한국 전통 약선의 기본적인 주요 개괄을 설명하는 동시에 이를 실생활에 응용할 수 있도록 배려했다. 우리가 현재 먹고 있는 밥상이 얼마나 건강한 것인지, 나와 내 가족에게 얼마나 적합한 것인지, 고민하는 모든 분들께 이 책이 작고 큰 도움을 제공할 것이다.

잘못된 다이어트 상식, 당신을 병들게 한다

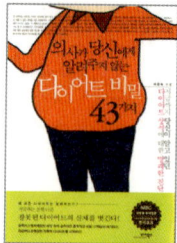

의사가 당신에게 알려주지 않는다이어트비밀 43가지

이준숙 지음 | 256쪽 | 값 11,000원

아무리 좋은 책도 읽어야 소용이 있고, 아무리 좋은 마음가짐도 실천이 따르지 않으면 쓸모가 없다. 이 책은 지금껏 우리가 알고 있었던 다이어트 상식을 교정하고 우리 몸에 가장 친밀한 다이어트 방법을 제시하고 있다. 또한 우리가 잘 모르거나 알려지지 않았던 내용들은 '꼭 알아야 할 핵심' 편을 통해 상세하게 설명했다.

아이들 아토피 반드시 낫는다

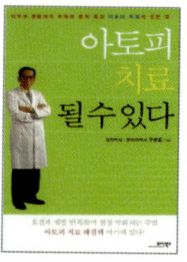

아토피 치료 될 수 있다

구본홍(의학·한의학 박사) 지음 | 120쪽 | 값 6,000원

아토피 분야의 임상으로 국내에서보다 일본, 미국에서 잘 알려진 구본홍 박사가 펴낸 양·한방 아토피 정보서다.

달콤한 맛 속에 숨겨진 밥상의 비밀

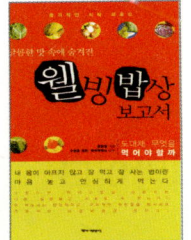

웰빙 밥상 보고서
윤철성 지음 · 구본홍 감수 | 112쪽 | 값 6,000원

최근 우리 사회에 문제화 되고 있는 각종 유해물질의 무분별한 섭취에 대한 대안과 그 문제점에 대해 실체를 밝히는 웰빙 밥상의 보고서이다.

약에 의존하지 않고 병을 치료하는 가이드 북

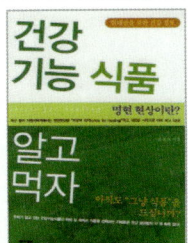

건강 기능 식품 알고 먹자
윤철경 지음 | 80쪽 | 값 4,000원

당신이 먹고 있는 식품은 얼마나 영양가가 있는가?
풍부한 물질의 혜택 속에서 삶의 질을 먼저 따지는 웰빙의 시대에 우리의 건강을 위협하는 각종 질병과 스트레스는 늘어만 가고 있다. 그러나 건강을 바로 지키는 일은 우리의 삶을 윤택하게 만들어 갈 것이다.

내 몸을 위한 건강기능식품 알고 먹기

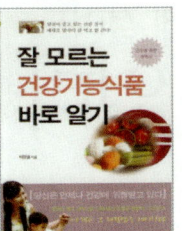

잘 모르는
건강기능식품 바로 알기
박정열 지음 | 136쪽 | 값 6,000원

당신은 언제나 건강에 위협받고 있다
잘못된 영양상식으로 인해 당신의 몸은 병들어 가고 있다.

성인병 예방을 치유하는 천연 복합 물질

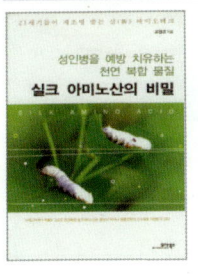

실크 아미노산의 비밀
윤철경 지음 | 128쪽 | 값 6,000원

몸에 좋은 실크 아미노산에 대해 얼마나 알고 있는가?
현대인에게 건강 신소재로 각광받고 있는 실크 아미노산에 대한 영양학적인 효능과 지금까지 공개되지 않았던 실크 아미노산의 모든 것을 전하고 있다.

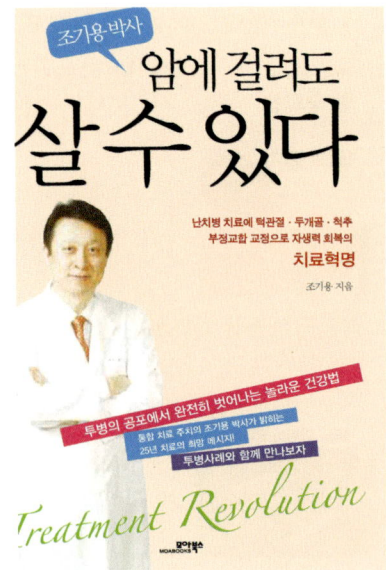

200만 암 환자에게 전하는 희망의 메시지

'암 환자, 치료혁명의 기적' 아는 것이 희망이다

통합치료의 선두주자인 조기용 박사는 지금껏 2만 명의 암 환자들을 치료해왔고, 이를 통해 많은 환자들이 암의 완치라는 기적 아닌 기적을 경험한 바 있으며, 통합요법을 통해 몸 구조와 생활습관을 동시에 바로잡는 장기적인 자연면역재생요법으로 의학계에 새바람을 몰고 있다. 이 책에서 강조하는 통합 치료는 증상의 한 부분만을 살피는 것이 아니라 몸 전체를 살펴 힘을 북돋고 강하게 만들어 몸이 본래 가진 자가 면역력을 최대로 높이는 것에 초점을 맞추고 있으며, 이는 누구나 이 책을 읽고 제시한 치료법을 성실하게 이행하면 난치병을 통해 고통 받고 있는 이들에게 회복된 삶을 살아갈 수 있는 새로운 계기를 맞이하게 될 것임을 보여주고 있다.

조기용 박사
암에 걸려도 살 수 있다

난치병 치료에 턱관절·두개골·척추
부정교합 교정으로 자생력 회복의
치료혁명

조기용 지음

투병의 공포에서 완전히 벗어나는 놀라운 건강법
통합 치료 주치의 조기용 박사가 밝히는
25년 치료의 희망 메시지와
투병사례와 함께 만나보자

Treatment Revolution

암에 걸려도 살 수 있다

조기용 지음 | 255쪽 | 값15,000원